U0283003

高继宁治肾病百解

高继宁　赵怡蕊　主编

科学出版社

北京

内 容 简 介

　　高继宁为第五批全国老中医药专家学术经验继承工作指导老师，全国名老中医药专家高继宁传承工作室指导老师，山西省名中医，山西中医药大学教授。高继宁提倡"以肾为主，五脏同调"的诊疗思路，提出"守方、圆机、活法"的中医治肾理念。本书详细介绍了高继宁中医、西医及中西医结合治疗肾病的学术思想，其内容分为中医篇、西医篇，共100解：包括中医治肾学术思想，治肾网络体系、临证治法心得、用药心得，常见肾脏病的中西医证治经验、饮食调护以及西医诊治肾脏病的临床经验，是一部集学术思想、临证经验、养生之法及科学治肾为一体的医学著作。

　　本书可供中医药临床、教学、科研工作者学习阅读。

图书在版编目（CIP）数据

高继宁治肾病百解 / 高继宁，赵怡蕊主编. —北京：科学出版社，2023.6
ISBN 978-7-03-075783-8

Ⅰ. ①高⋯　Ⅱ. ①高⋯ ②赵⋯　Ⅲ. ①肾炎-中西医结合疗法　Ⅳ. ①R692

中国国家版本馆 CIP 数据核字（2023）第 106327 号

责任编辑：郭海燕　国晶晶 / 责任校对：杨　赛
责任印制：赵　博 / 封面设计：图悦盛世

科 学 出 版 社 出版
北京东黄城根北街 16 号
邮政编码：100717
http://www.sciencep.com
固安县铭成印刷有限公司印刷
科学出版社发行　各地新华书店经销
*
2023 年 6 月第　一　版　开本：787×1092　1/16
2024 年 3 月第二次印刷　印张：8 1/4
字数：201 000
定价：69.00 元
（如有印装质量问题，我社负责调换）

《高继宁治肾病百解》编委会

前　言

中医药是中华民族的瑰宝，其精髓博大精深，包罗万象，历久弥新，是中华民族在几千年的社会实践中不断形成发展的医学科学。其中，名老中医临证经验是其实践与智慧的结晶，将名老中医的临床经验与客观的科学研究证据相结合，也是继承和发扬名老中医经验的重要途径。

高继宁，山西中医药大学教授，从事中医肾病工作近50年，是第五批全国老中医药专家学术经验继承工作指导老师，全国名老中医药专家高继宁传承工作室指导老师，国家中医药管理局重点学科——中医肾病学带头人，山西省名中医；毕业于北京中医学院（现北京中医药大学），是首批全国老中医药专家孙郁芝学术经验继承工作继承人之一，对各种类型肾脏疾病、内科疑难杂症、亚健康状态临床经验丰富，在国内享有一定的声誉。近年来，国家对名老中医专家学术思想挖掘工作与日俱增，习近平总书记在党的十九大报告中指出"坚持中西医并重，传承发展中医药事业"的方针，中医药的振兴发展进入了一个前所未有的高光时刻。近十余载，高继宁教授及其学术团队，潜心耕耘，总结经验，坚持以中西并重、中医治疗慢性肾脏疾病为切入点，形成中西医结合理论-辨证-治则的理论创新，走出一条具有特色的中西医结合治疗之路；先后完成《孙郁芝肾病临证经验集》、《高学圣临证经验辑要》、《高继宁肾病临证经验集》等医学著作，既是对先父高学圣、恩师孙郁芝及本人学术渊源的总结和整理，更是对中医肾病学界一次次精彩的汇报。

本书详细介绍了高继宁中医、西医及中西医结合治疗肾病的学术思想，对肾脏疾病的病机进行了全新探讨，在提炼、发扬"活血化瘀"重要理论的基础上，根据多年临证体会，提倡独特的"以肾为主，五脏同调"的学说以及"守方、圆机、活法"的治肾理念，结合现代医学手段，强调精准辨证对提高临床疗效的重要性，同时在防治理念上则重视肾脏病早防早治和对肾病患者身心的全方位关怀。其主要内容分为中医篇、西医篇，共100解：包括中医治肾学术思想、治肾网络体系、临证治法心得、用药心得，常见肾脏病的中西医证治经验、饮食调护以及西医诊治肾脏病的临床经验，是一部集学术思想、临证经验、养生之法及科学治肾为一体的医学著作。

本书之成稿，时间较为仓促，尚缺乏进一步之推敲与研究，存在一些遗漏，敬请读者给予批评指正。

编委会
2022 年 12 月

目　录

中医篇

西医篇

中 医 篇

一、"以肾为主，五脏同调"的理论内涵及外延

中医认为的肾病是指中医五脏系统中肾系统的病理状态。所谓肾系统，并不单纯指现代医学所谓的"泌尿系统"，它是中医人体藏象系统这一层次中关于肾脏功能的一个系统概念，在《黄帝内经》中已有明确的阐述。如《素问·六节藏象论》曰："肾者主蛰，封藏之本，精之处也，其华在发，其充在骨。"《素问·灵兰秘典论》曰："肾者，作强之官，伎巧出焉。"《素问·五脏生成》曰："肾之合骨也，其荣发也。"《素问·阴阳应象大论》曰："肾生骨髓……肾主耳。"从中医文献看，肾藏精，主骨生髓，蒸化水液，与膀胱互为表里而用，又开窍于耳，藏志。所以，凡肾藏功能出现异常状态时，就构成了肾病。中医历代文献中所载的腰痛、耳鸣、尿血、癃闭、淋证、肾劳等病，均属不同性质的中医肾病范畴。现代医学所谓的急、慢性肾小球肾炎，泌尿系炎症等在不少状况下也是肾病状态，故也可纳入中医肾病研究范围。总之，中医肾病是对人体功能的系统研究。

高继宁认为，肾病发病的原因，总不越内、外因两端。内因主要是指人的肾气，外因是指外感诸邪、疮毒、药毒。若肾气充足（一则肾之精气阴阳充盛，二则肾阴、肾阳的功能正常），即使外感六淫、疮毒，或使用常规剂量的肾毒性药物，一般都不会发生疾病。发生肾病与否，决定因素在于肾气的强弱。他强调，肾气在某种程度上可以理解为人的体质，泛指肾的气化功能、人体的正气，也包括免疫调节等功能。维护肾气，加强肾的气化功能，是高继宁治疗肾脏疾病的根本原则。

高继宁提出了"以肾为主，五脏同调"治疗慢性肾脏疾病的学术思想，高继宁认为肾在五脏中居于中心主导地位，倡导"以肾为主"治疗慢性肾脏疾病，肾为先天之本，诱发肾脏疾病的根本在于肾气的气化功能失常，治肾求本关键在于补益肾气。慢性肾脏疾病虽病位在肾，病机根于肾，但与五脏相关，与肺、心、肝、脾、胃、三焦、卫气营血等关系密切，论治当"以肾为主，五脏同调"。高继宁强调，在慢性肾脏疾病发生与发展的过程中，湿、瘀、毒等促进或加重因素呈现聚集的特点，表现出肾之证候内涵的相对稳定基础上的差异性，可见单纯的"守方"难以奏效，高继宁在"守方务本"的基础上完善了"圆机活法"治疗体系，以期保护残余肾功能，延缓病程进展。

肾脏本身含真阴、真阳，其精气本身有互根互用的闭藏作用，即肾藏精之力来源于所藏之精本身。但肾精以"藏"为本，其用则是"泄"，肾精若不泄，则无法发挥其对全身组织的作用甚至包括其本身的气化作用，那么肾精要泄，就需要一个通道和动力。肾精"泄"的通道，或者说肾精通往全身脏腑百骸发挥温煦滋养作用的通道，为少阳和三焦；若发挥其生殖作用，如男子的排精，女子的排卵和月经，则其通道当为奇经八脉，尤其以冲、任二脉为主。无论是女子的"月事以时下"还是男子的"精气溢泄，故能有子"，其通道均与冲、任关系最为密切。此外，女子的月经和男女排精排卵还有不同，月经所疏泄者，为冲任之血气。排卵和排精所疏泄的则是肾阴肾阳，故房劳与肾虚的关系尤为密切。

肾精疏泄的通道明确了，那么疏泄的动力是什么呢？疏泄的动力来源于肝的作用。"木曰曲直"，一曲一直之间，就含有一种动能，故肝气具有生长、舒展、条达之性。肝气曲直条达之力，首先汲肾水为自身之阴以化肝血，阴血藏于肝而为肝之体，即所谓"肝肾同源"或称"精血同源"，并上滋骨髓、脑髓，化津液滋养全身而为一身之阴。同时肝气也载肾阳，即相火，循三焦而运达周身，为一身之阳。肝气载肾之阴阳上升，入脾而为脾阴、脾阳，则

脾阳温胃，始能消谷而化生精微。肝气载肾阴、肾阳继续上升，透膈而上至于心肺，则为心肺之阴阳。升已而降，肺接受脾升清而来的水谷精微，宣散到周身的同时，发挥肺的特长，肃降水液，循肾经而下，复滋肾精而化肾阳，完成阳气的补充。废水则通过相火气化的作用，经肝之疏泄从三焦渗入膀胱而为尿液。此津液气血之循环，概括起来就是"肝脾主升，胆胃主降，而中气为之主"。中气足，则水谷之海充盛，血海满盈，也就是冲脉充实。冲脉充实则肝气不能循经上逆而只能通过少阳三焦徐徐输达全身。同时，其本身也能规律性地接受肝的疏泄，则月事以时下。此实脾所以平肝，所以安肾，所以调经之妙也。冲脉与肝肾经并行，若中气不足，脾胃虚，则冲脉失去气血的灌溉必然空虚，冲脉空虚则不耐肝气之冲逆，上发为惊悸、吐脓、奔豚，下发为崩漏、带下、遗精、滑泄。若冲脉更虚，肝脾之气陷而不升，则又可为便脓血、男子疝瘕、女子阴挺之类病证。

传统中医肾病的主要诊治对象是以肾虚为主要病机的一系列疾病，围绕肾藏精、主纳气、主水、主生长发育、腰为肾之府、主骨生髓、开窍于耳、其华在发等基本理念，所有在肾虚的前提下表现为阳痿、早泄、月经失调、不孕不育、带下、崩漏、肾虚喘逆、水肿、五迟五软、腰痛、骨痹、痿证、呆证、颤证、耳聋耳鸣、须发早白等病症，均属传统中医肾病的范畴。其内涵以肾虚为基本病机，外延为以肾虚为主引起的各种疾病。

随着现代中医分科体系的发展，上述疾病逐渐被列入中医男科、妇科、儿科、老年科等学科，现代医学的肾脏疾病为解剖意义上的肾脏本身产生的病变，主要有原发性和继发性肾小球疾病，肾小管、肾间质及肾血管疾病等。这类疾病既不同于传统医学上的肾虚，也与生长、发育、生殖、齿、骨、发等没有必然的联系，中西医对肾脏这一器官在解剖学上的认识基本是一致的，现代中医肾病学者，自然应该去研究它，认识它，并进而去攻克它。

这就是现代中医肾病的真正内涵，而其外延，第一，考虑引起继发性肾脏疾病的原发疾病；第二，从中医整体观念和辨证论治的角度讲，应包括传统意义上的中医肾病。

二、"高氏治肾网络体系"的中医辨证论治法：易感体质阶段

《黄帝内经》中有"冬不藏精，春必病温"的理念，藏精，就是贮藏阴精，以达到养精蓄锐、敛阴护阳的目的。这一理念提示，肾精失藏，是外邪引动内风、内火的前提。就肾病而言，易感体质的本质也是肾精失藏，而肾精失藏的原因则是肾精本身的亏虚。肾精失藏的前提下，又会发生肝木失涵、脾土失健、冲脉空虚、三阴虚弱等。

1. 肾精失藏

病因：肾精失藏首先当责先天，父母有自身免疫性疾病病史，禀赋素弱，则子女所禀赋的先天之精，就具有不足于藏，有余于泄的趋势。在先天禀赋弱的前提下，或自幼卫生习惯过于严格，则在免疫系统成熟前必然接触抗原较少，机体接触不能耐受的外界抗原的机会增加，免疫系统成熟后则易于对此类物质过敏。或娇生惯养，不受寒暑，少于锻炼，则腠理不固，肌肉疏松，遇外邪则易入而引动内风。或饮食不节，寒凉生冷，膏粱厚味，嗜酒肥甘，则寒湿、湿热内生，脾胃受伤，先天之精更难得到后天的充养。或冬日过暖，阳气发泄，真精失藏。或思虑过度，熬夜不寐，则更伤真精。或房劳过度，真精过泄。或久病及肾，耗伤津液。

病机：先天肾精易泻而难藏，加上各种耗伤肾精的因素，则肾精更虚。肾精虚则肝木失养，肝木失养则横逆难制，已有摇摇欲动而化风之相，若加任何外感、药物、情志、劳逸等

诱因，肝风必动，上入心君化风火，下入肾脏扰动真精，出现自身免疫性疾病及肾脏病。

表现：父母兄妹多有自身免疫性疾病病史或过敏体质，体质较弱，面白虚胖，多动难静，不耐劳累，女子月经来潮晚，经期不准，痛经或多崩漏带下，男子遗精早泄，腰痛或腰膝酸软，五心烦热，多患青春痘，纳呆腹胀，或畏寒肢冷，小腹下坠，便溏或便秘，小便多黄。舌瘦小，或有裂纹，质红少苔，或舌淡而有剥脱，或胖大苔厚腻，尺脉沉细或虚大。

2. 肝木失涵

病因：禀赋父母先天之精具有不足于藏，有余于泄的趋势。加之前述种种耗伤肾精的因素，致肾精所化肝血衰少，肝体失养，则肝用失制，有摇摇自动之势。

病机：肝木失肾精涵养，摇摇自动而欲化风，若加任何外感、药物、情志、劳逸等诱因，肝风必动。

表现：父母兄妹多有自身免疫性疾病病史或过敏体质，多动难静，胃气常易上逆，而纳差呕逆。肝气易犯肺则常易干咳难愈。肝风自摇易动，则出现头晕、心悸，以及荨麻疹、湿疹、哮喘等过敏性疾病。肝木疏泄过度，则易发腹痛、崩漏、带下、泄泻、梦遗、滑精等。肝气化火伤阴则舌红，苔少而干，脉弦细数。肝克脾土伤中阳则舌胖苔腻，脉关弦或濡，尺弱。

3. 脾土失健

病因：禀赋父母先天之精具有不足于藏，有余于泄的趋势。脾土禀命门之火温煦之力素弱。或饮食不节，寒凉生冷，膏粱厚味，嗜酒肥甘，则寒湿、湿热内生，脾胃受伤。

病机：先天脾土得肾精滋养少，后天重伤脾胃，湿热或寒湿内生困脾。

表现：脾胃虚弱，纳呆腹胀，腹痛腹泻，呃逆喜呕，或多食易饥，但仍身重乏力。常有上热下寒之表现如易于口舌生疮，易患皮肤疾病如荨麻疹、湿疹、痤疮等。或有冲脉空虚的表现如月经量少，经期推迟，崩漏等。舌淡胖，苔厚腻，湿热则黄厚，寒湿则白厚，脉滑或软，也可见弦。

4. 冲脉空虚

病因：冲脉空虚多由脾土失健发展而来，冲脉能调节十二经气血，当脏腑气血有余时，冲脉能加以涵蓄和贮存；经络脏腑气血不足时，冲脉能给予灌注和补充，以维持人体各组织器官正常生理活动的需要。故有"十二经脉之海"、"五脏六腑之海"和"血海"之称。《灵枢·海论》曰："胃者水谷之海。"冲脉之气血，主要依赖于脾胃化生并充养，脾胃健，化生气血充足则冲脉必然充盈，相反脾胃若失健，则不但不能化生水谷精微充实冲脉，反而要由冲脉维持生命，日久则冲脉空虚，冲气上逆。

病机：脾胃化生气血不足，日久冲脉空虚。冲脉空虚则被肝气冲击而上逆，则上为逆气里急，下为崩中带下。

表现：《素问·骨空论》曰："冲脉为病，逆气里急。"冲脉气逆可表现为气从小腹上冲，或呕吐、恶心、咳唾、吐血，或腹内拘急疼痛、胸脘攻痛，或妊娠恶阻。冲脉虚衰可表现为女子月经量少色淡，甚或经闭，不孕，或初潮经迟，或冲脉绝经过早，小腹疼痛，头晕目眩，心悸失眠；男子阴器伤损或发育不良，胡须、阴毛稀少，不能生育，舌淡，脉细弱。冲脉气结可表现为经行不畅，量少延期，或乳房胀痛，乳汁量少，或小腹积块，游走不定。

5. 三阴虚弱

病因：三阴者，太阴、少阴、厥阴也。太阴含脾阴，多因饮食失调，辛辣炙煿之品所伤。

少阴含肾阴，多因先天禀赋不足，真阴亏虚。厥阴藏肝阴，多因肾水失涵，或情志动火所致。三阴经脉皆过咽喉，三阴藏阴不足，经脉亏虚，则最易伤咽喉三阴经聚会之地。

病机：三阴亏虚，咽失所养，卫外失固，易反复咽痛，扁桃体发炎。

表现：反复发作的扁桃体炎，甚者一月一发，而又脾肾虚弱，清气不升则腹胀溏泄，滋阴不足则纳少脘痞。舌淡偏瘦小，苔薄，脉细弱。

以上五证，并非彼此独立，而是往往合并存在，唯主次轻重不同尔。肾经失藏为其本，肝木因此失于涵养而易冲逆为患，此所必然也。次之其余三证，先天不足的基础上，后天失养则脾土失健，脾土失健则冲脉空虚。三阴不足则经脉亦虚，故咽炎易发。

故此五证本一以贯之，有其内在的先后主次逻辑关系。之所以分列而出，不过是为了临证辨识时有所侧重，治疗时用药主次更加分明而已。此五证，为真脏亏虚，有易发自身免疫性疾病的中医体质特点，若能未病先防，提前调理，或可防肾病于未然。

此阶段，肝木无风而欲摇，处于一种极不稳定的状态，虽有极强的发生自身免疫性疾病的趋势，但尚未形成严重病变，但其他证候上的表现已经出现时，已处于一种一触即发、摇摇欲动的状态。

三、"高氏治肾网络体系"的中医辨证论治法：自身免疫性疾病触发阶段

此阶段可隐可显，显者有外感、劳累、忧思、房劳、疾病等诱因，出现诸如皮肤紫癜、风团湿疹、关节疼痛、头面水肿、哮喘等表现，微观变化可能有嗜酸性粒细胞增高，抗核抗体、双链 DNA 阳性，血沉、超敏 C 反应蛋白增加，组织淋巴细胞浸润，尿蛋白、潜血等。隐者无明显诱因和临床表现，唯独微观指标异常。无论隐显，发生这种情况均说明肝风已夹相火而动。此时是救治的关键阶段，若能清散已成之热，潜肝阳，涵肾精，平冲逆，则病可复常。否则肝风下扰于肾，则发展到血尿、蛋白尿阶段。

1. 六淫动风证

这里的六淫，是指外感风、寒、暑、湿、燥、火之邪，所谓的动风，是指内在肝风被六淫之邪所引动。按照传统中医理论，作为六淫之一的外风和内生五邪之一的内风是有区别的，属于两种不同的情况。但在自身免疫性疾病的发病机制中，外风引动内风的情况却最为常见，因自身免疫性疾病的核心病机是内风发动，而引动内风的因素中，外感六淫占主要原因。具有变态反应易感体质的人，机体常处于上条所说的肾精失藏、肝木失涵、脾土失健、冲脉空虚、三阴虚弱的状态，六淫之邪容易入侵，入侵后外邪引动内风，导致自身免疫性疾病发生。

病因：禀赋素弱，肾精失藏，后天不足，脾胃亏虚。肾精失藏则虚，虚则肝失所养而肝阳亢逆，脾虚不能制其亢逆则易摇。若骤加外感之邪，卫气必奋然趋表，受此外出之势鼓舞，肝风必夹君相之火肆虐而无制，则自身免疫性疾病成矣。

病机：外邪引动内风，以后外邪虽去而内风不息，肆虐三焦，为祸甚广，故多发为"系统性"自身免疫性疾病。

表现：因易感体质有肾精失藏、肝木失涵、脾土失健、冲脉空虚、三阴虚弱五种，六淫之邪则有六，故引发之过程，结果也有所不同，现略分述之。

（1）风热袭咽：咽喉为三阴经脉通行之地，患者具前述三阴虚弱体质则咽喉阴虚阳弱，既失于防御又失于滋养。感受风热之邪，必先袭此肺卫之门户，而咽炎之证发矣。既发则心

肝之火聚于上，肝肾之精亏于下，脾胃中气弱于中。肝风上扰心君，心精溃散则为风湿性心脏病。肝风下扰肾精，肾精失藏则为血尿、蛋白尿。肝风扰动，三焦失常，上焦不能如雾，中焦不能如沤，下焦不能如渎，则风水成矣，即所谓急性肾小球肾炎。若内风相火流溢关节，则为风湿性关节炎，狼疮性肾炎也会出现这种情况。

（2）湿侵关节：此证多发于妇女经、产之时，若居处潮湿，或冒雨涉水，或凉水洗涤，当此脉络空虚之时，则湿易侵入。湿留关节，与正气相搏，正气不能胜邪，则肝风夹相火附之，日久耗肾精于关节之处，关节日损而肾精日亏，肾精亏虚不耐肝火扰动，则血尿、蛋白尿成矣。此型多见于狼疮性关节炎、类风湿关节炎肾损害。此二证，均女性多于男性。

（3）燥伤营阴：三阴虚弱体质，营阴本亏，而滋润不足。此时，外界冲和之气，于此等体质而言，已经偏燥，若值秋冬燥令，则阴液更显不足而伤也。燥邪伤于鼻、口等有腺体之处，营阴更伤而虚阳偏亢，阳气变动引动肝风，复伤于黏膜腺体之处，则燥者不独燥，症见腺体炎症，淋巴细胞浸润。日久腺体受伤，不能分泌濡润之液而干燥综合征作也。

（4）火灼皮表：肾精失藏，肝风摇摇欲动之体，若复感于热，如日光照射等，则风为火动，火助风威，自相激动，伤及皮表，而为蝶形红斑、盘状红斑。若风火大动，弥漫三焦，肾精亏涸，则五脏六腑无不受累，即成系统性红斑狼疮病。此证最烈，需急治之。

2. 七情动风证

七情者，喜、怒、忧、思、悲、恐、惊，喜则气缓，除非过度多不致病。怒则气上，肝气逆也；悲忧则气消，肺气消则清肃无力而肝风尤易动也；思则脾气结，中焦虚致冲脉虚则上气冲逆，下气不固也。恐则气下，肾精泄也。惊则气乱，三焦失常也。此七情所伤，共同的特点是导致肾精不藏，冲脉空虚，脾胃虚弱的程度更加严重，而从量变到质变，引发肝风内动，而为自身免疫性肾脏疾病。至于其临床表现，则据证识之即可。

3. 积损及肾证

传统的积损虚证，指"五劳"、"六极"、"七伤"。

（1）五劳：就是五种劳损，包括肝劳、心劳、脾劳、肺劳、肾劳。《素问·宣明五气》曰："久视伤血，久卧伤气，久坐伤肉，久立伤骨，久行伤筋。"过度用眼会引起视疲劳；过分懒散会使精神不振；坐的时间太长或是保持静态的时间太长而不运动，肌肉就会松软而不坚实；持续站立、行走而得不到休息，就会引起筋骨肌肉疲乏、酸软。

（2）六极：指疲劳引起的六种极度虚损的病症，包括筋极、脉极、肉极、气极、骨极、精极。严用和《济生方·论五劳六极证治》称："盖尽力谋虑成肝劳，应乎筋极；曲运神机成心劳，应乎脉极；意外过思成脾劳，应乎肉极；预事而忧成肺劳，应乎气极；矜持志节成肾劳，应乎骨极。"《诸病源候论·虚劳候》曰："六极者，一曰气极，令人内虚，五脏不足，邪气多，正气少，不欲言。二曰血极，令人无颜色，眉发堕落，忽忽喜忘。三曰筋极，令人数转筋，十指爪甲皆痛，苦倦不能久立。四曰骨极，令人酸削，齿苦痛，手足烦疼，不可以立，不欲行动。五曰肌极，令人羸瘦无润泽，饮食不为肌肤。六曰精极，令人少气嗡嗡然内虚，五脏气不足，发毛落，悲伤喜忘。"

（3）七伤：指七种对身心伤害的因素，包括大饱伤脾、大怒伤肝、强力受湿伤肾、形寒伤肺、忧思伤心、风雨寒暑伤形、大恐伤志。可见，五劳、七伤主要指劳损的病因而言，六极则主要指劳损的程度而言。现代医学的大病久病，如糖尿病肾病、高血压肾损害、心肾综合征、肝肾综合征、肾淀粉样变性、骨髓瘤肾损害、肿瘤相关肾病等，均属于久病积损致虚，伤及于肾。

4. 肝风自摇证

自摇，主要指无明显诱因而出现的肝风内动证。大部分自身免疫性疾病和原发性肾小球疾病，发病时多隐匿起病，无明显诱因，也无明显不适，仅仅表现为肾脏病理改变及体检发现血尿、蛋白尿等。这类疾病，均是第一阶段易感体质脏气不平衡的进一步发展，当肾精失藏、脾胃虚弱的程度进一步发展，肝风由易摇到自摇，并足以扰动肾精致其妄泄时，就形成本证。

四、"高氏治肾网络体系"的中医辨证论治法：血尿、蛋白尿阶段

肾脏疾病出现血尿、蛋白尿时，就标志着疾病进入了临床肾病阶段，这个阶段总病机为肾精失藏，脾胃虚弱，冲脉空虚，肝风妄动扰肾。但根据临床侧重的不同，可分为内外合邪证、肾失封藏证、肝风扰肾证、中气下陷证、风火妄动证、水壅三焦证。

1. 内外合邪证

内外合邪证多见于素体肾精失藏，又复感外邪的情况。由于感邪性质和部位的不同，分为肺卫风热证，风水泛滥证，胃肠湿热证，风湿痹阻证。

（1）肺卫风热证：肾精失藏，脏阴不足，尤其以肝、脾、肾三脏阴精不足为主，三阴经脉失养，风热袭肺，与上亢之相火相合，风火内盛，上扰于咽，下扰于肾，多见咽炎伴发血尿。

表现：发热微恶风寒，头痛咳嗽，咽喉肿痛，尿红赤或镜下血尿，舌边尖红，苔薄白或薄黄，脉浮数或弦数。

（2）风水泛滥证：肾精失藏，脾胃虚弱，土不生金而肺卫不足。感于外邪则引动内风，内风扰乱于三焦，三焦功能失常，上焦不能如雾，中焦不能如沤，下焦不能如渎，则风水成矣。

表现：浮肿起于眼睑，继则四肢及全身皆肿，甚者眼睑浮肿，眼合不能开，来势迅速，多有恶寒发热，肢节酸痛，小便短少等症。

（3）胃肠湿热证：肾精失藏，复因饮食不洁，湿热内犯肠胃，肝气不升，郁于下焦，扰动肾精，而为血尿、蛋白尿。见于部分 IgA 肾病，紫癜性肾炎。

表现：腹痛即泻，泻下秽臭，心烦口渴，或腹痛，里急后重，下痢赤白，尿红赤或镜下血尿，舌红，苔黄腻，脉滑数。

（4）风湿痹阻证：素体肾精失藏，脾胃虚弱，脉络空虚，卫外失司，若居处潮湿，或冒雨涉水，或凉水洗涤，当此脉络空虚之时，则湿邪侵入。湿留关节，与正气相搏，正气不能胜邪，则易动之肝风夹相火附之，日久肾精耗于关节之处，关节日损而肾精日亏，肾精亏虚不耐肝火扰动，则血尿、蛋白尿成矣。

表现：肢体关节及肌肉酸痛、麻木、重着、屈伸不利，或局部有红斑，或有结节，或有红肿，或关节变形。或热、或肿、或冷、或重，总以风寒湿热之邪轻重主次而有异。

2. 肾失封藏证

素体之肾精易泻而少藏，肝失涵养，动风而下扰于肾，肾精下泄，而为血尿、蛋白尿。根据肾阴、肾阳损失轻重的不同，分为阳不摄阴和阴不敛阳二证。前者阳虚为主，蛋白尿多于血尿。后者阴虚为主，血尿多于蛋白尿。但因阴阳互根，阴中含阳，阳中含阴，临证当以

脉证为凭。但治疗总以大封大固，填补肾精，助其封藏为重。

（1）阳不摄阴：真火不足，则真水失其所固，一遇肝风扰动则外泄，而为血尿、蛋白尿。

表现：血尿、蛋白尿，多以蛋白尿为主，伴面白神疲，听力减退，腰膝酸软，小便频数而清，或尿后余沥不尽，或遗尿，或小便失禁，或夜尿频多。男子滑精早泄，女子带下清稀，或胎动易滑，舌淡苔白，脉沉弱。

（2）阴不敛阳：真水不足，则真火不得其平，亢而无制，扰动肾络，肾精随血尿、蛋白尿外泄。

表现：血尿、蛋白尿，多以血尿为主。腰膝酸痛，眩晕耳鸣，失眠多梦，男子阳强易举，遗精，妇女经少经闭，或见崩漏，形体消瘦，潮热盗汗，五心烦热，咽干颧红，溲黄便干，舌红少津，脉细数。

3. 肝风扰肾证

前证因肾精失藏为主，不耐肝之疏泄而作血尿、蛋白尿。此证则因肝之郁甚，肝气扰动肾脏而为精微外泄。

表现：血尿、蛋白尿短期内加重，微观指标示病情活动，春夏重，秋冬轻，面青赤，性急躁，多外感，病情易活动，疗效波动性大，血压偏高，或有胸闷胁胀，或多忧愁叹息，舌红，苔厚，脉弦硬或弦细，尺脉弱。

4. 中气下陷证

先天肾精失藏，脾土得禀先薄。复因饮食劳逸，重伤中气，中气下陷，肝气不得升发，郁于下焦，逼迫肾精外泄，而为血尿、蛋白尿。

表现：大量蛋白尿，脘腹坠胀，食入益甚；或便意频数，肛门坠重；或泄泻久痢不止，甚至脱肛；或子宫下垂；或小便浑浊如米泔；伴有头晕目眩，肢体困重倦怠，声低懒言，舌淡苔白，脉弱或大而虚。

5. 风火妄动证

肾精失藏，肝木失涵，夹君相之火妄动，一派气血两燔之象，实则命门真火失藏也。

表现：起病急骤，身热不退，全身紫癜，或两颧红斑或手部红斑，斑色紫红，咽痛咽肿，烦躁口渴，腹痛，呕吐，腹泻，关节疼痛，尿短赤，舌红绛，苔黄，脉洪数或弦数。多见于狼疮性肾炎、过敏性紫癜性肾炎、急性肾炎、IgA肾病活动期等。

6. 水壅三焦证

此证本虚而标实，先有肾精失藏，中气虚而下陷，再加内外诸因，引动肝风，下扰肾精，遂蛋白尿大量丧失，营阴空虚，风阳独窜，挥霍扰乱于三焦，三焦水液不行，弥漫全身，表现为尿少，全身严重浮肿。常见于原发性肾病综合征。

表现：遍身水肿，口苦口腻，胸腹痞闷，面色萎黄，食欲不振，恶心欲吐，倦怠乏力，大便溏薄，小便短少，舌质淡胖，边有齿印，苔薄白或白腻，脉滑或沉细无力。

五、"高氏治肾网络体系"的中医辨证论治法：肾功能损伤阶段

血尿、蛋白尿是肾脏疾病的主要表现，但肾功能的损伤，则是从肾小球滤过率下降开始的，肾小球滤过率的下降，其病理基础则是肾单位的荒废。每一个肾小球及其肾小管系统共同构成一个肾单位，完成对血液的滤过、重吸收的功能。肾功能的下降实际上就是肾单位的荒废。但由于肾脏的代偿能力很强，只有当肾小球滤过率小于60ml/min时，血清肌酐值才会

升高，称为失代偿期。在大于 60ml/min 时血清尿素氮、肌酐值是正常的，称为肾功能不全代偿期。在临床上，一般血清肌酐值一旦明显升高，则肾衰竭的进展很快，所以，治疗的重点应当放在肾小球滤过率正常或肾功能不全代偿期。

肾功能损伤阶段，肾脏的主要改变是肾小球的硬化和肾间质的纤维化。其临床表现如血尿、蛋白尿、高血压与血尿、蛋白尿阶段类似，但随着肾功能下降，特别是进入失代偿期后，会出现明显的血清肌酐升高、贫血、水肿、高血压、虚弱、钙磷代谢紊乱等表现。

在治疗目标上，在肾功能不全代偿期，针对的仍然是肾小球硬化和纤维化，以及血尿、蛋白尿的治疗。在失代偿期，则需要标本并重，既要力争延缓肾衰竭的进展，又要积极救治贫血、水肿、钙磷代谢紊乱及对代谢毒素本身的清除，以及对毒素沉积于各系统引起的并发症进行治疗。

肾小球硬化、肾间质纤维化从中医角度来说并非真正的实证，而是肾脏本身的虚证。根据《素问·通评虚实论》"邪气盛则实，精气夺则虚"的观点，肾间质纤维化是在肾脏精气本虚的基础上形成的，肝风内动，肾精疏泄太过，肾精以血尿、蛋白尿的形式外泄，日久肾脏无精自养，肾组织中真气丧失，徒留无生命力的阴质，由此形成纤维化。可见纤维化形成的本质是虚，其核心即肾脏无精自养，阴质独存。此时的血尿、蛋白尿，仍然是肾精不能涵养肝木，反为肝木所扰动之象。真气日损，纤维化面积日大，至整个肾脏均无阳气，则肾脏被纤维组织充满而固缩，无尿排泄，毒素弥漫全身，谓之尿毒症。

根据侧重，此期一般有精伤肾损证、肾损风动证、肾损血亏证、肾不主骨证、肾损浊壅证等五种证型。

1. 精伤肾损证

慢性肾脏疾病日久，肾精随血尿、蛋白尿的损失而日渐耗伤，久之肾精不能自养，肾单位日渐荒废，而肾功能逐渐下降。此证往往在肾功能不全代偿期或失代偿的极早期，故肾衰竭变证不明显。

表现：肾小球滤过率下降而血清肌酐正常或轻度升高，肾功能尚可代偿，多见面色无华，少气乏力，腰膝酸软，夜尿频多，舌淡苔白，脉沉细。

2. 肾损风动证

肾精日耗，肾体日伤，阳气失于潜藏，血与气并走于上，故出现血压高而难于控制，甚至脑血管意外，发为中风；或心阳暴脱，发为急性心力衰竭或心绞痛、心肌梗死。

表现：肾性高血压，眩晕，耳鸣，头胀痛，失眠多梦，腰膝酸软，心悸乏力，每因情志刺激或精神紧张而头痛头晕发作或加重，重则突然昏仆，半身不遂，舌红，苔白厚或黄厚，脉弦大。

3. 肾损血亏证

肾体日伤，肾精日耗，水不涵木，精不化血，因肾损而血亏。

表现：肾性贫血，倦怠乏力，头晕，脱发，记忆力减退，纳少，腰膝酸软，舌苔淡白，脉虚或芤。

4. 肾不主骨证

肾体日伤，肾精不能化生，骨失所养，骨中精微流失，而为骨病。

表现：以骨痛，骨折，骨变形为主要表现。

5. 肾损浊壅证

肾精日耗，肾体日损，肾不主水，亦不气化，浊毒弥漫三焦，五脏皆受其害。病状多端，不可胜数。

表现：多见于肾衰竭失代偿期，见全身水肿，尿少，胸水，腹水，心悸，气短，恶心呕吐，头昏，嗜睡，口中尿臭，面色晦暗，唇色发紫，肌肤甲错，舌暗或有瘀斑瘀点，苔腻，脉滑。

六、"以肾为主，五脏同调"的治肾思路及用药规律

1. "以肾为主"的"守方务本"思想

《素问·阴阳应象大论》曰"治病必求于本"。高继宁尊崇古训，善于在临证中探求疾病的根本原因，他认为肾在五脏中居于中心主导地位，故极力倡导"以肾为主"在治疗慢性肾脏病方面的重要性，肾为先天之本，诱发肾脏病的根本在于肾的气化功能失常，治肾求本关键在于补益肾气。肾气乃肾之元气，泛指肾的气化功能、人体的正气以及免疫调节等功能；守住肾之元气则抓住了肾脏病的核心病机。

高继宁维护肾气的措施有三：一是根据脏腑亏损程度佐以益气扶肾之品，如黄芪、山药、生地黄、续断、杜仲、巴戟天之类。二是常据"阴阳互根"之理，于温肾之剂中佐入制何首乌、牛膝之品，以达"阴中求阳"；在滋肾方中伍以肉桂、淫羊藿等，以期"阳中求阴"。三是禁用苦寒、辛凉之品以免损伤、克伐肾气。

慢性肾脏病的核心病机为"脾肾亏虚，湿毒瘀滞"，在不同的病理阶段，各因素在病机组成和权重上的表现各不同，但万变不离其宗，恪守"肾为先天之本"这一主线，确定全程治疗所守之方，根本在于补益肾气，从而形成高继宁治疗慢性肾脏病 "守方务本"的学术思想。

2. 从咽喉、从肺治肾

《灵枢·经脉》云："肾足少阴之脉……从肾上贯肝膈，入肺中，循喉咙。"可见肾与咽喉、肺关系密切。咽喉乃肺之门户，咽喉受邪，可循经下传于肾，临床上呼吸道感染尤其扁桃体炎是肾病的常见诱因，故高继宁非常重视从咽治肾；风热邪毒等搏结于咽喉，循经入侵肾引起血尿、蛋白尿，治疗常选用荆芥、防风、金银花、赤芍、蝉蜕、僵蚕等轻灵之品疏风散邪、清热利咽，可截断病邪犯肾之路径，咽喉得清则肾自安，疾病向愈。

肺与肾具有金水相生、母子相依的关系；肺为水之上源，临证中肺阴亏损，肺金不能滋生肾水，阴津不足，肾虚子盗母气而致咳嗽、气急、口干、潮热、盗汗、遗精、腰膝酸软等症，此时高继宁主张以"养阴清热利咽"为法从肺治肾，常选用普济消毒饮合增液汤化裁，养阴清肺兼宣泄肾经实热，通过下病上治达到治肾的目的。

3. 从心肝治肾

《千金方·心脏方》载"夫心者火也，肾者水也，水火相济"：心火下降于肾，温煦肾阳，使肾水不寒；肾水上济于心，滋助心阴，使心火不亢。肝主藏血，肾主藏精，精血同源，肝肾同源。在临床中，心肝肾关系密切，慢性肾脏病病情迁延，日久导致肾阴虚损，肾水内耗，一则不能上承心火，使心阳独亢则出现五心烦热、失眠多梦，重者水饮凌心可见胸闷、喘憋之症；二则水不涵木，阴不制阳，肝阳化风，上扰清窍则见眩晕、头痛、耳鸣等症。高继宁治肾善从心、从肝论治，一则滋肾阴以潜心阳，交通心肾，用交泰丸合柴胡疏肝散加生龙牡、

龟甲等；二则补肾阴以滋养肝阴，滋水涵木，平肝潜阳，选用滋肾清肝汤合逍遥散加天麻、钩藤等，他认为天麻为治风之要药，能入厥阴之经而治诸病；钩藤能入络通心包；生龙牡为镇降之品，具有翕收之力。心肾相交则水火既济，肝木得肾水之涵则不妄动，故为治肾要义也。

4. 从脾胃治肾

《脾胃论》云："脾胃之气无所伤，而后能滋养元气……脾胃之气既伤，而元气亦不能充，而诸病之所由生也。"脾为后天之本，有运化水谷、输布水液及统摄血液等作用，人一身之元气有赖于脾胃所化生的水谷精微的不断滋养。高继宁强调对于尿毒症的患者，往往表现为脾肾衰败，湿浊壅滞之候，如呕恶明显，不思进食，神疲乏力等；应先以健脾和胃降逆之法，以图恢复脾胃之气，使生化有源，中州源泉不绝则正气刚正；再投补益脾肾、化瘀泄浊之品。善养后天之本是高继宁临床治病的一条重要原则，《景岳全书·脾胃》亦强调："凡欲察病者，必须先察胃气；凡欲治病者，必须常顾胃气。胃气无损，诸可无虑。"临证中高继宁常把"保胃气"作为判断和治疗疾病的重要原则，每逢遣方用药均酌加顾护脾胃之品，如砂仁、莱菔子、焦三仙、陈皮等和胃健脾，顾护中州。

5. 从湿、瘀、毒论治

慢性肾脏病缠绵难愈、反复发作、迁延难治，湿、瘀、毒既是致病因素，亦是病理产物。高继宁认为湿、瘀、毒在慢性肾脏病的不同病理阶段扮演着不同角色，若能在临证时仔细辨证，精准施治，遵循"守方、圆机、活法"之法，则可使治疗效果大幅提高。

"湿热相合，如油入面"，高继宁强调治疗慢性肾脏病要化湿、清热兼顾，若湿重于热，选用三仁汤化裁；若热重于湿则用甘露消毒丹加减，善用石韦、薏苡仁、白茅根三药共奏清热利湿、利尿通淋之功。血瘀是慢性肾脏病的病理产物和致病因素，与现代医学肾脏微循环障碍导致肾小球硬化及纤维化相一致，因此高继宁倡导从瘀论治，以桃红四物汤为主，选用水蛭、地龙、三棱、莪术等类药，以活血化瘀通络，改善肾脏微循环。湿、浊、毒等相互搏结，阻痹肾络，弥漫三焦，往往导致腑气不通，大便不畅，高继宁善用大黄以及大黄炭，利用炭性的吸附作用，吸引体内的毒素，并借阳明大肠之谷道使浊毒而下。现代药理研究表明：大黄能够通过抑制 Caspase、CTGF 表达，拮抗肾小管上皮细胞凋亡，降低肌酐、尿素氮水平，改善肾小球滤过率，延缓肾衰竭进程。

七、中西医结合治疗肾脏病的优势

现代医学范畴的肾脏病，有其独特的生理、病理机制，必须依赖于现代医学手段去认识、研究，而传统医学对肾脏病也有深刻的认识，并积累了丰富的经验，中西医结合治疗肾脏病具有独一无二的优势。

（一）西医辨病与中医辨证相结合

中医既有病的概念也有证的含义，如徐灵胎说："病之总者为之病，而一病总有数证。"所以说"病"与"证"的概念是不同的，也就是说，病可以概括证。临床诊断疾病的过程是，先辨证再辨病，辨病之后又再进一步辨证，整个过程中总离不开证，因此着重强调了"证"的含义，"病"就显得被忽视了，证是随着疾病的发展而动态变化的，同一疾病的不同阶段可以表现出不同的证，而不同的疾病又可出现相同的证，因此又有"同病异治"和"异病同治"的说法，所以中医治疗疾病的特点是辨证论治。由此看来，辨病与辨证相结合完全可以理解为西医辨病与中医辨证相结合。病是对疾病发展过程的概括，而证是疾病发展过程中某一阶段的概括，因此辨病和辨证相结合能更好地抓住疾病的本质。

中医和西医对疾病的认识都有一定的局限性，应用中西医结合的方法，可以发挥中、西医两种理论的优势，充分认识疾病的本质从而确定最佳的治疗方案。肾脏疾病病机复杂，就肾小球疾病伴水肿而言，单靠中医学理论对水肿病因病机的认识，依据中医理论综合辨证，能在整体调节的基础上利水消肿，但由于缺乏现代病因病机知识，很难掌握疾病的全貌。因此单就消肿而言，部分患者确实有较好的疗效，但是不能使疾病治愈，蛋白尿仍然存在，因此，结合西医对于疾病的认识，联合应用免疫抑制剂，从根本上阻断疾病的发展，能起到良好的治疗作用。再如有些肾病综合征，表现为高度水肿，一般情况比较差的患者，往往不能耐受免疫抑制剂的治疗，这种情况下，依靠中医辨证，先从整体调节入手，增强患者的体质，然后再用免疫抑制剂治疗。因此，运用辨病和辨证相结合的思想，能从整体上把握患者情况，确定最佳的治疗方案。

（二）宏观辨证与微观辨证相结合

辨证，是把望、闻、问、切四诊所得的资料，进行综合分析后做出诊断的辨证思维，是中医治疗疾病的根本方法，主要通过人的直观感受来判断，缺乏客观化指标。随着现代科技逐步渗入到中医学领域，提出了微观辨证的概念，就是将现代检查提供的信息纳入到中医的辨证思维中，借助现代科技延伸我们传统的四诊方法，以提高辨证的准确性。之后，诸多学者在辨证分型与免疫功能、微量元素、内分泌、血液流变学等的相关性方面作了大量的临床与实验研究，找出了一些规律性的东西，有力地指导着临床实践，取得了可喜的成果。

以蛋白尿为例，具体说明如下：作为多种原发性和继发性肾脏疾病的重要特征——蛋白尿，其既是疾病的诊断依据，又是病情进展的病理因素，也是导致肾衰竭的重要原因，许多无症状性蛋白尿患者，从传统的中医角度来讲无证可辨，或者说根本不能被发现，因此往往错过治疗时机，借助现代检测，可以从蛋白尿入手，对患者进行早期干预，防止终末期肾衰竭的发生。中医古代没有蛋白尿的概念，将中医理论与现代医学知识相结合进行分析认为蛋白尿的出现不仅与肾失封藏、脾失健运有关，还与血瘀、湿热有重大关系，因此，从益肾健脾、清热利湿、活血化瘀入手，治疗无症状性蛋白尿可以取效。同样，对于镜下血尿，也可以参照中医的尿血进行辨证治疗。

（三）将中西医病机理论有机结合

尽管中西医是两种不同的理论，但是其作用的客体是一致的，都是人体疾病，因此从不同的理论基础出发，找出可行的治疗方法，是中西医结合治疗疾病的特点。

例如，关于肾性贫血的治疗，中医学中无肾性贫血的论述，但有肾亏血虚之说，对于肾亏血虚证的治疗多从以下几个方面入手：①补肾填精。应用血肉有形之品补肾填精，使精足血足。现代研究也证明应用冬虫夏草、枸杞子、地黄、何首乌等补肾药物能明显升高血中促红细胞生成素和血红蛋白的水平，因此治疗肾性贫血，应重视应用血肉有形之品。②益肾健脾。通过补益先天以养后天之本，使得脾气健旺，气血化生有源。③温肾泄浊。通过温补肾气，使肾开合有度，湿邪得清，浊邪以化，气机通畅，脏腑功能恢复，气血得以正常化生。

再如肾性骨病的治疗，中医学中亦无肾性骨病的概念，但是早在《素问·生气通天论》中就有"肾气乃伤，高骨乃坏"的论述，这与现代医学的肾性骨病有着相通之处。因此，现代医家普遍认为肾性骨病的发生，是由于各种病理因素导致的肾气衰败，肾精不能生髓，则骨失所养。因此，多采用补肾壮骨为主的原则治疗本病。实验证明，应用补肾壮骨为主的方剂治疗肾性骨病，能明显降低血中甲状旁腺激素的水平，改善钙、磷代谢，并能增加长骨的骨密度，从而延缓肾性骨病的进展。此外，从现代医学角度看，肾性贫血的发生与骨营养不良、骨纤维化也有密切的关系，改善肾性骨病，可明显减轻贫血症状，由此看来，两者的发病和治疗可以说是殊途同归。

总之，由肾衰竭所致的贫血和骨病，其发病根源存在一致性。因此，治疗上均以补肾为基本原则，并兼顾调理他脏、清除浊瘀，与西医的一体化治疗也是一致的。

（四）发挥中药药理的作用

肾脏疾病的发病机制复杂，中医古籍中只能从"水肿"、"腰痛"、"淋证"等病证中找到类似的影子，单纯依靠中医学理论很难明确疾病的病因病机。西医虽然对肾脏病的发病机制有更深的了解，但是治疗药物有限，并且多数化学药物具有较大的毒副作用，患者往往难以耐受，中医有数以万计的天然中药，具有可靠的临床疗效，因此现代中医药学者认识到两者各自的局限性，开始进行现代药理研究，目的是发掘中药潜在的效能，以更好地用于疾病的治疗。

中药药理的研究具有中医药学的理论基础，如冬虫夏草具有补益肾气的作用，据此进行药理研究发现其确实具有保护肾功能的作用，结合现代实验研究能更直观地明确其作用的靶点，因此中西医结合治疗疾病，不再局限于中药的四性五味、升降浮沉来遣方用药，而更多的是结合中药药理来进行组方。

现代医者不仅要把握传统的中医思维，更应该借助现代科技，不仅在诊断疾病方面有良好的作用，同样适用于组方遣药，尤其在肾脏疾病领域这种优势更为突出。因此，单味中药及其提取物在肾脏疾病中的应用是近代中西医结合肾脏病学者为人类所做的巨大贡献。

八、从"肝风扰肾"论治现代中医肾脏病的治法及用药特色（一）

（一）固原藏精法

自身免疫稳态之所以被打破，根本的原因就是这类患者先天禀赋之肾精易泻而难藏。在疾病发展的过程中，始终存在着肾精为肝木疏泄，不断外泄，本脏失于精微所养而日损的病理变化。故固原藏精法为治疗肾病第一大法。

适应证：各种肾脏疾病已发病或未发病，以肾阴虚、肾阳虚、肾精亏、肾气不固为主要表现者。

方药：八味地黄汤、六味地黄汤加潜阳固精之品。

方义：治疗肾精亏虚，以张仲景八味地黄汤为不二之选，此理《冯氏锦囊秘录》论述颇详："气血更有气血之根，阴阳更有真阴真阳之所，水火更有真水真火之原也。凡暴病而卒死，绝处而得生者，皆在乎根本真处得之，非泛泛在乎气血间也。奈何仅以气血为阴阳，阴阳为气血，而以水火为心肾，故用四物汤以补血调阴，四君汤以补气调阳，坎离丸（当归、白芍药、川芎、厚黄柏、知母、熟地黄）以调心肾水火，而其真阴真阳、真水真火，其为气血之根者，反不郑重及之。其用药调理，无非敷衍气血而已，即调水火者，无非辛温苦寒，犹植树者徒在枝叶修饰为事，而不及乎根本，岂有大补哉！故吾学人，能明水火为气血之根，水火为真阴真阳之所。芎、归辛窜，仅可调荣，难补真阴真水；苓、术、甘草，仅可调卫，难补真阳真火；即炮姜、炙草，仅可温中，难到肾经。其为水火真阴真阳之宝者，唯仲景八味而已。故不重真阴真阳而欲求生者，凡四君、四物以补真阳真阴者，并不达水火立命之本，真阴真阳至理者也。昔人云：人受先人之体，有八尺之躯，而不知医事，所谓游魂耳！虽有忠孝之心，慈惠之性，君父危困，赤子涂地，无以济之。此先贤精思极论，尽其理也。"

至于八味地黄汤、六味地黄汤能补真阴真阳之理，冯氏也论述颇详："八味丸一方，诚如用兵之八阵，立法不能出其范围也，盖无阳则阴无以生，所以有桂附，无阴则阳无以生，所以有熟地黄、山萸，先天之真阴真阳，既已并补，更入茯苓、山药，以助脾胃，使化源有自，而后天之生发无穷，牡丹皮以去阴分之伏热，泽泻以泻龙雷之邪火宿水，更同茯苓淡渗，搬运诸药下趋。盖一泻一补，则补势得力、倘有君无使则独力难行，其中变化神而明之，难以言尽。如左尺洪数，而阴甚不足者，熟地可加；右尺微细而阳甚中不足者，桂附可加；左关无力，肝气不足者，山萸可加；右关无力，脾胃不足者，茯苓、山药可加；胃火骨蒸倍甚者，牡丹皮可加；阳余阴亏之甚者，桂附可减；胃弱中气虚寒之甚者，牡丹皮可去；燥涸有阳无阴者，泽泻可去；孤阳浮越，肾气不能敛纳者，更加五味子，以助山萸之酸收；阳虚精血亏甚者，更加鹿茸、河车，精血有情之品，以助峻补草木之功；肾虚不能纳气，气留上焦，上实下虚者，更入牛膝以助下行；脾肾虚寒，不能蒸腐闭藏而为晨泻者，更入补骨脂菟丝子，以兼补脾肾之阳，为先天后天之药，是皆佐使之所宜。"至于后面冯氏又说："至如白术、当归、人参、黄芪、仙茅、首乌之类，俱有大力，但性禀不同，所类非一，何能逐队争功？"此理诚是，毕竟补肾益精，也不是药味多多益善。但至于"枸杞、覆盆、莲肉之类，力量太缓，多加一味，多缓一分，难图速效矣"则未必，因肾脏疾病本来就不图速效，肾精亏虚是一方面，肾精不藏又是一方面，补益真阴真阳为体，潜阳固精为用，否则如何解决血尿、蛋白尿的问题呢。所以八味地黄汤、六味地黄汤填补肾精的同时，也要加强潜阳固精的药物，如白芍、生龙牡、芡实、莲子、金樱子等均可加入，以收敛肝气，则肾水自得潜藏。

（二）潜阳息风法

肾脏疾病，俱以肾精失藏为本，但均以肝风妄动为标。咽痛咽肿，肝风夹相火妄动以上攻也；血尿，肝风夹相火妄动以下冲也；蛋白尿，中气下陷而肝木郁于下而扰动也。肝木得肾水之涵则不妄动，为治肾要义也。

适应证：自身免疫性疾病，活动性血尿，蛋白尿，肾性高血压。

（1）治肾阴亏虚，肝阳上亢，肝风内动，肾性高血压。

方药：用镇肝熄风汤加滋肾益精之品如熟地黄、山萸肉。

方义：本方由张锡纯所创，为治疗肝阳上亢，肝风内动的名方。其方论甚好，引述如下："风名内中，言风自内生，非风自外来也。《黄帝内经》谓'诸风掉眩，皆属于肝'。盖肝为木脏，于卦为巽，巽原主风。且中寄相火，征之事实，木火炽盛，亦自有风。此因肝木失和，风自肝起。又加以肺气不降，肾气不摄，冲气、胃气又复上逆，于斯，腑脏之气化皆上升太过，而血之上注于脑者，亦因之太过，致充塞其血管而累及神经。其甚者，致令神经失其所司，至昏厥不省人事。西医名为脑充血证，诚由剖解实验而得也。是以方中重用牛膝以引血下行，此为治标之主药。而复深究病之本源，用龙骨、牡蛎、龟甲、芍药以镇熄肝风。赭石以降胃、降冲。玄参、天冬以清肺气，肺中清肃之气下行，自能镇制肝木。至其脉之两尺虚者，当系肾脏真阴虚损，不能与真阳相维系。其真阳脱而上奔，并挟气血以上冲脑部，故又加熟地黄、萸肉以补肾敛肾。从前所拟之方，原止此数味。后因用此方效者固多，间有初次将药服下，转觉气血上攻而病加剧者，于斯加生麦芽、茵陈、川楝子即无斯弊。盖肝为将军之官，其性刚果。若但用药强制，或转激发其反动之力。茵陈为青蒿之嫩者，得初春少阳生发之气，与肝木同气相求，泻肝热兼舒肝郁，实能将顺肝木之性。麦芽为谷之萌芽，生用之亦善将顺肝木之性使不抑郁。川楝子善引肝气下达，又能折其反动之力。方中此三味，而后用此方者，自无他虞也。心中热甚者，当有外感，伏气化热，故加石膏。有痰者，恐痰阻气化之升降，故加胆星也。"

（2）治肾精不固，中气不升，郁结肝气于下，扰动肾脏而血尿、蛋白尿妄泄者。见于大量蛋白尿、血尿久不愈者。

方药：用补中益气汤加益肾固精之品稍佐疏肝（组成：黄芪、党参、当归、柴胡、陈皮、甘草、白术、山药、五味子、生龙牡、生白芍、杜仲、芡实、金樱子、山萸肉、熟地黄、莲子、生麦芽）。血尿为主者加仙鹤草、白茅根、女贞子、旱莲草。虚寒者加肉桂少量。

方义：黄芪、党参、当归、柴胡、陈皮、甘草、白术补中益气，升下陷之气，疏升发之肝气，令肝气不再下扰肾精，则血尿、蛋白尿有治愈的可能。在此基础上，固已伤之肾精，加熟地黄补益肾精，山萸肉敛肝，生龙牡潜阳收摄，白芍敛肝而清火，杜仲阳中求阴，金樱子、芡实、莲子涩精止遗，生麦芽舒达肝气。此脾、肝、肾三脏并调之方。

（3）治肾精失藏，外风引动，肝风夹相火妄动以上攻，咽喉肿痛，或皮肤紫癜，同时血尿、蛋白尿增加者。

方药：

1）发作时用银翘散、养阴清肺汤加减化裁（组成：金银花、连翘、竹叶、薄荷、蝉蜕、元参、白芍、当归、乌梅、山药、滑石、甘草）。血尿加白头翁、大小蓟、白茅根、旱莲草、女贞子、生地黄。

2）咽痛缓解，平时用六味地黄汤加味调理（组成：熟地黄、山萸肉、山药、茯苓、牡丹皮、泽泻、扁豆、薏苡仁、浙贝母、五味子、麦冬、白芍）。偏肾阴虚加龟甲、地骨皮。血尿加白头翁、女贞子、旱莲草、仙鹤草。

方义：患者肝脾肾阴精亏虚，若有外感，则引动相火，内外合邪，攻于咽喉之地。本方金银花、连翘、薄荷、蝉蜕清热解毒、疏风解表以使内外已成之火毒从表而散，即所谓火郁发之。竹叶清心，元参清肺肾，善散无根之火，白芍敛肝火，三药合用则肝、肺、肾三脏之虚火得清。当归养肝，乌梅敛肝而生津，与白芍合用则收肝火而复归于肝脏。山药、甘草益脾，滑石利窍清热，有顾护脾胃之功，防止寒凉药伤胃气。本证多以血尿为主，血尿者，乃肝火下冲，肾精不藏所致也。白头翁无风独摇，有风不动，色白有毛，凡毛皆得风气，又采于秋月，得金木交合之气，故能息风。从肺金以达风木之气，使木不侮土者也，故功在升举，止痢疾。白头翁为白头翁汤之主药，主治热毒血痢，本方借用以治疗尿血。其余大小蓟、白茅根、旱莲草、女贞子、生地黄均为加强止血而治标之品。

本病咽痛未发时，病机主要是肝脾肾三脏之阴不足。故以六味地黄汤平补肝脾肾之阴，再以扁豆、薏苡仁健脾，浙贝母、麦冬清肺，五味子、白芍敛肝，土生金，金平木，而肾精得宁。偏阴虚内热者，加龟甲直入任脉以补肾阴，地骨皮透肺肾之虚热，虚热除而真精安。

（4）治肾精不藏，相火大动，燔气灼血，肾病或免疫性疾病剧烈活动时。表现为狼疮活动性肾炎，紫癜性肾炎活动期，患者壮热，面赤，心烦，舌红，苔黄，脉滑数。

方药：升麻鳖甲汤合犀角地黄汤加味（组成：升麻、鳖甲、当归、雄黄、蜀椒、甘草、水牛角、生地黄、白芍、牡丹皮）。方中鳖甲先煎；雄黄 0.05g 另外调服，雄黄有一定毒性，临床使用不可加热煎煮，也不可超量。脉洪大有力者加生石膏，素体脾胃不健者加党参。

方义：本证相火已经化毒，单纯涵之、敛之已经不能达到目的，必须消之、散之。本病为骨髓之真精外泄而化毒，雄黄有解血毒、化血为水之能，其成分为二硫化二砷，孙思邈著《千金方》曾记载"雄黄粉酒服一刀圭，日三服，化血为水也"，李士材著《本草图解》曾论雄黄能"化血为水，血虚大忌用之"。现代砷制剂也证实有治疗血液系统疾病的作用，注射用三氧化二砷，适用于急性早幼粒细胞白血病，故本品为治疗自身免疫性疾病血毒的第一妙药。升麻鳖甲汤在《金匮要略》中为治疗阴阳毒的主方，现代用于治疗红斑狼疮多获良效。方中本方重用升麻，借其升散之力以达透邪解毒之功，故《神农本草经》谓其"主解百毒"。鳖甲既可行血散瘀，又可领诸药入阴分以搜毒。蜀椒既可解毒止痛，又可建中气而护胃，且可领诸药出阳分而透邪。当归活血，引诸药入血分而解之，甘草和中而解毒。犀角地黄汤则用于清血分之热。合用之标本皆治。

九、从"肝风扰肾"论治现代中医肾脏病的治法及用药特色（二）

（一）益肾通络法

肾气失藏，肝风横虐，阴精日耗，脉络为内风吹皱则细急，阴精亏耗不充脉络则瘀滞，此即久病必瘀之理。血赖气行，气赖阳宣，精靠阴滋，故以益气滋肾，活血通络为法。主治久病肾间质纤维化及糖尿病肾病、高血压肾损害。

方药：补阳还五汤合六味地黄汤加味（组成：黄芪、当归、川芎、桃仁、赤芍、地龙、红花、熟地黄、山萸肉、山药、茯苓、牡丹皮、泽泻）。肾间质纤维化者加水蛭、积雪草。消渴口渴多饮者，天花粉、苍术、黄连、葛根、鸡内金随证选用。高血压者加夏枯草，去赤芍改白芍。火不归原者加少量肉桂。皮肤疮疡者加麻黄、肉桂、鹿角片、白芥子。皮肤瘙痒者加白鲜皮、地肤子。

方义：方中黄芪益气，当归、赤芍、川芎、桃仁、红花、地龙活血通络，以六味地黄汤滋补肝肾。肾间质纤维化者，肾组织无阳气而阴质独存，故以水蛭、地龙等虫类穿透之性，载阳气而入，纵不能消散其积，亦可令无精而欲枯之组织得阳气之润。加积雪草，因《神农本草经》曰："主大热，恶疮，痈疽，浸淫，赤熛，皮肤赤，身热。"其亦辅助之品也。消渴之口渴多饮者为津亏或有热，以天花粉生津液，葛根升清阳，苍术运脾精，黄连清胃热，鸡内金助脾运，随见各证，选一二味加入。高血压者，为肝阳之上亢，古语云，清阳升则浊阴降，黄芪升清阳，则浊阴自有可降之机。夏枯草降上亢之肝阳，再加白芍收敛之，肝阳不亢则血压可平。火不归原加肉桂者，因真火衰则邪火升，肉桂助真火则邪火自熄。皮肤疮疡者，阳气不能达于局部而肉腐也，以麻黄通其阳，肉桂行其滞，鹿角片峻补精血，白芥子散皮里膜外之痰，本阳和汤之意也。皮肤瘙痒加白鲜皮、地肤子者，去湿热以止痒，治标之法也。

（二）通阳行水法

水肿是肾病十分普遍的问题，治疗上当分上、中、下三焦孰重孰轻，属寒属热而分别处方。

1. 疏风宣肺利水法

疏风宣肺利水法，治风水。风水起病急骤，头面先肿，有偏热者多咽痛，有偏寒者多恶寒，各有其治，宣肺达表，开通腠理，令肺通调水道功能恢复也。

方药：越婢加术汤加减（组成：麻黄、杏仁、石膏、生姜、甘草、大枣、白术）。咽不痛，苔白腻，纳呆，腹胀，恶心者加茯苓、草果、厚朴。咽痛，舌红苔黄者，加桑白皮、桔梗、连翘、赤小豆、白茅根。

方义：本方由越婢汤加白术而成。白术乃脾家正药，健脾化湿是其专长，与麻黄相伍，能外散内利，祛一身皮里之水。本方治证，乃脾气素虚，湿从内生，复感外风，风水相搏，发为水肿之病。方以越婢汤发散其表，白术治其里，使风邪从皮毛而散，水湿从小便而利。两者配合，表里双解，表和里通，诸症得除。

2. 益气利水法

气虚不运，湿困于表。

方药：防己黄芪汤加减（组成：汉防己、黄芪、甘草、白术）。为增强利水效果可合用五苓散、五皮饮。

方义：汉防己去风水，黄芪益表气，白术祛表湿，甘草建中州。

3. 行气化湿利水法

水肿，湿困中焦，腹胀，纳呆，痞满，以腹水明显者。

方药：中满分消丸作汤（组成：白术、人参、炙甘草、猪苓、姜黄、茯苓、干姜、砂仁、泽泻、陈皮、知母、炒黄芩、黄连、半夏、枳实、厚朴）。

方义：厚朴、枳实行气而散满；黄连、黄芩泻热而消痞；姜黄、砂仁暖胃而快脾；干姜益阳而燥湿；陈皮理气而和中；半夏行水而消痰；知母治阳明独盛之火，润肾滋阴；猪苓、泽泻利脾肾妄行之水，升清降浊；少加参、术、苓、草补脾胃，使气运则胀消也。

4. 温阳健脾利水法

温阳健脾利水法用于脾阳不足，水湿内停，而见尿少，浮肿下半身尤著，腹泻，便溏，胸腹胀满，或身重肢冷，舌苔白腻而润，脉沉迟者。

方药：实脾饮（组成：白术、厚朴、木瓜、木香、草果、大腹子、茯苓、干姜、制附子、炙甘草、生姜、大枣）。

方义：脾湿，以大腹子、茯苓利之；脾虚，以白术、茯苓、炙甘草补之；脾寒，以干姜、制附子温之；脾满，以木香、厚朴导之；然土之不足，由于木之有余，木瓜酸温，能于土中泻木，兼能行水，与木香同为平肝之品，使木不克土而肝和，则土能制水而脾实矣。

5. 温肾利水法

温肾利水法用于肾阳虚水肿。

方药：轻者予济生肾气丸（组成：干地黄、山药、山萸肉、茯苓、牡丹皮、泽泻、桂枝、附子、牛膝、车前子）；重者予真武汤（组成：白术、生姜、附子、芍药、茯苓）。

方义：方中重用干地黄滋阴补肾为君药，辅以山萸肉养肝涩精，山药补脾而益精血。又用泽泻清泻肾火，并防干地黄之滋腻；牡丹皮清泄肝火，并制山萸肉之温；茯苓淡渗脾湿，以助山药之健运，共为佐使药。六药互相配合，补中有泻，寓泻于补，相辅相成，是通补开合之剂——六味地黄丸。方中加以附子、桂枝之辛热，助命门以温化阳气。诸药相伍，补肾填精，温肾助阳，为阴中求阳之治。《景岳全书》写道："善补阳者，必于阴中求阳，则阳得阴助，而生化无穷。"方中的用药剂量，补肾药居多，温阳药较轻，其立方之旨，又在微微生火，鼓舞肾气，取少火生气之意，而非峻补。清代伤寒学家柯琴谓："此肾气丸纳桂、附于滋阴剂中十倍之一，意不在补火，而在微微生火，即生肾气也。"诸药合用，补而不腻，温而不燥，为温补肾阳之良方。加牛膝、车前子功在化瘀利水。

真武汤是治脾肾阳虚，水湿内停的要方。方中附子温壮肾阳，白术健脾燥湿，茯苓利水渗湿，生姜温散水气，芍药利小便且可止腹痛。五味相配，既能温补脾肾之阳，又可利水祛湿。故适用于脾肾阳虚，水湿内聚所产生的诸证。

十、治疗血尿、蛋白尿需要细辨风湿热瘀虚

血尿、蛋白尿的主要病理变化为脾肾亏虚，难以运化水湿，水湿留滞。病变过程中，由于内蕴之湿积久，渐以热化；或感受外界邪无形之邪热和内生有形之湿相合，湿热逗留三焦，损伤脾肾，升降开阖失常，当藏不藏，当升不升，当降不降，当泄不泄。湿热致瘀，湿热之邪因其黏滞、重着，易阻气机，气机不畅，血行迟滞而致瘀；湿热内蕴，易伤津液，使血液黏稠，运行缓慢，凝涩滞留亦致血瘀；再者热为阳邪，易耗血动血，离经之血亦为血瘀。"湿热瘀虚"是其病情反复难愈的主要病理因素，其主要临床表现为面色黧黑或晦暗，皮肤紫癜；腰痛部位固定，时作时止；尿有泡沫，蛋白尿反复发作；溺血有块，或持续镜下血尿。舌质暗红或红紫，有瘀点或瘀斑，或全舌瘀紫，舌下脉络瘀阻；舌苔黄腻或干黄；脉细数、沉涩或沉实等。

1. 风邪

风性开泄，善行数变，无处不到。风为百病之长，六淫之首，寒、热、燥、湿、火多依附于风而侵袭人体致病。《素问·水热穴论》云："至阴勇而劳甚，则肾汗出，肾汗出逢于风，内不得入于脏腑，外不得越于皮肤，客于玄府，行于皮里，传为胕肿。"其明确提出"肾风"的概念。由于风邪具有无孔不入之属性，故有"贼风"之称，风邪伤肾，且风邪易兼夹他邪合而为患。

（1）风寒：劳累汗出或遇气候异常变化之际，风邪夹寒形成风寒之邪，先伤于皮腠，进而内束于肺，渐致寒引邪降，下移于肾，此即"肺移寒于肾"。寒为阴邪，寒邪伤阳，以致阳虚者更虚，阴邪盛者更盛。

（2）风热：易发于春令，风热蕴肺，肺失清肃，肺气输布无能，水之上源首当其冲，继之水邪内停，交蒸互郁，壅塞不通，浊蕴生热。风热袭肾，首当犯肺并伤及肺系，蕴结于肺，则咳嗽胸痛，痰黄黏稠；风热毒邪蕴结于肺系可导致咽喉干疼，甚至红肿焮痛，腐溃成脓；邪伤肺络则咯血或痰中带血。由于肺肾相关，肺金为肾水之母，肾之经脉上行"入肺中，沿着喉咙，挟于舌根两侧"。故风热毒邪蕴于肺和肺系，最易下行伤肾并深伏肾络。风滞肾络，"风主开泄"，可导致肾关的开阖失常，精微物质不能内藏而外泄，就会出现蛋白尿，热蕴肾络，灼伤络体或逼血妄行，可导致血尿；风热之邪久滞肾络，则血尿、蛋白尿持续难消。高继宁认为，反复外感风邪，由表入里，或入里化热，内攻于肾，深伏络脉，损害肾络之血尿、

蛋白尿，治宜祛风散邪为主。

2. 湿邪

湿有内湿、外湿之分，或因阴雨连绵，久居雾露潮湿之地而外侵，或因脾虚而内生。湿邪黏腻而滞，难于速去，常易化热，而成湿热互结之势。湿热之邪既可困阻中焦，又可趋于下焦。湿热之邪困遏中焦，滞脾碍胃，中气不足，统摄无力，血不循经，流于膀胱，发为血尿；湿热中阻，脾胃不能升清降浊，使精微物质之吸收、输布异常，清浊俱下，而出现蛋白尿。"下焦之病，责于湿热"（《医方考》）。湿性重浊，湿易伤下。《黄帝素问宣明论方》有"湿气先伤人之阳气，阳气伤不能通调水道，如水道下流瘀塞，上流泛溢必为水灾"之说。湿热之邪深蕴胶着于肾，热盛损伤肾络，破血妄行，则发为血尿；湿热下注，扰动精关，使其封藏失职，精微下泄而生蛋白尿。此外，临床上大量激素、免疫抑制剂、抗生素的应用，易损伤脾胃，助湿生热，会进一步加重肾络损伤，影响肾之封藏。另外，湿热久而不去，必耗气伤阴，进一步加重病情。水谷不化聚而为湿，湿邪内侵易伤脾，影响脾主运化水谷和水湿的功能，造成两者的恶性循环。湿邪为病，缠绵难愈，这是导致血尿、蛋白尿久治不愈的重要因素之一。反过来说，血尿、蛋白尿具有反复发作、缠绵难愈的特性，也符合湿邪致病的特点。湿邪治疗大法以清热利湿为主。"治湿不利小便非其治也"，通过通利小便给湿邪以出路。

3. 热邪

热邪为六淫之一，人体遭受热邪后可出现热象、伤阴、动风、动血，并引起发热、口渴喜冷饮、大便干、小便黄、烦躁、苔黄、舌质红、脉数。热甚时可出现抽搐、痉挛一类风动之象或出血等证。《素问·气厥论》谓："胞移热于膀胱，则癃溺血。"《景岳全书》谓："溺血有溺孔精道之别。凡溺血症，其所出之由有三：盖从溺孔出者二，从精孔出者一。溺孔之血，其来近者，出自膀胱；其来远者，出自小肠。精道之血，必自精宫血海而出于命门，多因房劳，以致阴虚火动，营血妄行而然。"吴崑在《医方考》中说："下焦之病，责于湿热。"湿热下注于膀胱，热毒循经伤及肾络，迫血妄行而发为血尿。情志失调或起居不慎，伤及于人，机体失去逼邪外出之功，邪郁而生热，灼伤脉络，亦可迫血下行而发为血尿。正气虚弱，极易外感湿热邪毒，成为病情复发或加重的重要因素。因此邪热伤络是血尿发生、发展及久治不愈的重要因素，往往贯穿病程的始终。"徐灵胎曰……有湿则有热"（《续名医类案·肿胀》），虽未必尽然，但蛋白尿病程绵长，湿邪郁久则易化热。

不仅如此，寒湿亦可转化为湿热。如清代龙绘堂《蠢子医·硫磺能治寒湿百病》曰："湿热原从寒上得。"①久食肥甘：过食肥甘厚味，脾胃受伤，造成湿浊中阻，郁而化热。②药物引起：温阳药物可使病情转化，慢性肾炎脾肾阳虚，过服温阳之药，阳复太过，可使残留水湿化热；水肿期大量用利水之品，耗伤阴液，可滋生内热；激素是现代治疗肾炎蛋白尿的常用药之一，但它对人体有两重性，长期使用，每易损真阴、抑真阳，使机体阴阳失调，水火失济，气化之机怫郁，水湿无以宣行，于是形成湿与热合。③体质因素："外邪伤人，必随人身之气而变"（《温热经纬·薛生白湿热病》）。如阴虚阳亢之人，体内水湿易从热化，而成湿热。或本身即为湿热素盛之体，均可形成湿热之证。湿热相兼，病程绵长。王旭高《薛氏湿热论歌诀·总诀》曰："湿得热而湿愈蒸，热得湿而热愈炽。"湿为阴邪，热为阳邪，湿与热，如油入面，热蕴湿中，湿遏热伏，难分难解。湿热相合，就形成病机比较复杂、症状比较特殊的局面，且易致蛋白尿迁延日久，缠绵不愈，且往往贯穿于病程的始终。

4. 瘀血

王清任指出"百病皆有瘀"，肾病血尿、蛋白尿也与"瘀血"密切相关，病机属"本虚标实"。本虚多为脾肺肾之气血不足，无以化生血液，脉道不充，血亏则气少，气少则不能推动血行以致气血运行不畅，血流迟缓，涩滞瘀阻，形成瘀血。正如周学海云："气虚不足以推血，则血必有瘀。"《血证论》云："病血者，未尝不病水；病水者，未尝不病血。"水湿内扰，阻滞气机，气机不畅则血行不畅，瘀血乃生；湿热内扰，熏蒸则稠，黏滞则瘀。瘀血可由多种因素造成，病位则在"肾络"，肾络瘀痹则成"积"，与当代医学"肾小球毛细血管的病变"及"免疫复合物沉积"的观念相仿。瘀血既是病理产物，又是致病因素。肾络瘀阻，血不行常道，精气外溢尿中，可见不同程度的血尿及蛋白尿，为精微下泄的表现。加之肾络瘀痹日久难消，血尿、蛋白尿等表现常反复难愈，临证可见面晦唇紫，肌肤甲错，舌暗红或有瘀斑瘀点等典型的瘀血征象，或仅有反复难消的血尿、蛋白尿等，表现轻重不一，不尽典型。

5. 脾肾亏虚

脾主统血，《难经·四十二难》说："脾主裹血，温五脏。"沈目男《金匮要略编注·下血》曰："五脏六腑之血，全赖脾气统摄。"李东垣在《脾胃论·脾胃胜衰论》中说："百病皆由脾胃衰而生也。"脾虚则运化失常，并可出现营养障碍，水液失于布散而生湿酿痰，或发生失血等症。脾为后天之本，气血生化之源，主统血，脾虚则摄血功能不利，血溢脉外则出血，因此与血尿有着密切的关系。《素问·六节藏象论》曰："肾者主蛰，封藏之本，精之处也。"《素问·上古天真论》记载："肾者主水，受五脏六腑之精而藏之。"肾为后天之本，为水之下源，主水，与肺、脾、三焦、膀胱等脏腑共同调节水液代谢，是水液代谢的重要脏器。肾本身就司二便，与血尿的关系密不可分，耗伤肾精，以致肾气虚封藏失职，或肾阴亏虚，阴虚火旺，灼伤肾络，迫血妄行，从而导致血尿。由以上两个方面可以看出脾肾的亏虚为血尿的基本病因。

肾病蛋白尿的形成基础为脾肾之虚。脾运水谷化精微，肾藏一身之精，化生精气，固摄于内。此外，脾的健运和输布须借助肾的温煦。而脾胃功能又与肾密不可分，章虚谷《医门棒喝》指出："脾胃之能生化者，实由肾中元阳之鼓舞。而元阳以固密为贵，其所以能固密者，又赖脾胃生化阴精以涵育耳。"肾虚精微不固，脾不升清，精微下注，脏腑失养则病程迁延，经久不愈。可见，肾病蛋白尿以脾肾之虚为本，其中以肾虚为首要病机，病势绵延，则精微丢失愈甚，脏腑失养，正气渐损，病久难愈，变证由生。

十一、治疗水肿的辨证论治心得

水肿（edema）是指过多的液体积聚在人体组织间隙使组织肿胀的一种疾病。产生水肿的主要因素为：①钠和水的异常潴留；②毛细血管滤过压升高；③毛细血管渗透性增加；④血浆胶体渗透压降低；⑤淋巴回流障碍；⑥组织压力降低。

水肿主要责之于肺、脾、肾的气化功能的失调。因为肺的布散水精作用，可以概括上焦气化；脾的运化精微，可以概括中焦气化；肾的分清泌浊，可以概括下焦的气化。若因外邪而致水肿者，病变部位多在肺、脾；若因内伤而致水肿者，病变部位多在脾、肾。故可归纳水肿的基本病机为：其标在肺，其制在脾，其本在肾。若水肿起势急，可见水邪犯肺凌心的病机。若水肿明显，水湿遏阳，兼有素体阳虚，可见脾肾阳虚之病机。若水肿日久，内耗阴血，可见肝肾阴虚之病机。久病脾肾之阳损伤者，病从寒化。从寒化者，阳不温煦，水邪内盛，浊阴内聚，致中焦痞塞，胃气上逆。久病肝肾之阴损伤者，病从热化，从热化者，耗灼真阴，阴不潜阳，致肝风内动，头痛痉厥，或血络受损，上下血溢。无阳则阴无以生，无阴则阳无以化，元阳衰败，真阴耗绝，危证丛生，病在旦夕。

高继宁认为，水肿往往是导致患者到肾内科就诊的首要因素，鉴于形成水肿的原因众多，跨越多个专科，中医干预的效果及预后也截然不同，故严密的诊断思维甚为重要。一般来说，临床接诊水肿患者，首先要考虑心、肝、肾等重要器官的严重病变。晨起颜面水肿明显者，考虑肾源性水肿，结合肾功能、尿液分析异常结果可形成初步判断，但仍需除外其他疾病所致的水肿。心源性水肿多有心悸、气短劳累后明显加重，下肢凹陷性水肿午后更明显等特点，右心衰导致的水肿则多有慢性肺病如阻塞性肺疾病等病史，结合心脏超声所示的心室结构改变可形成初步诊断。肝源性水肿以腹水为主，只有在极其严重时才发展到全身，结合肝脏病史及肝脏形态学改变、门脉高压表现可诊断。需要注意的是，肾源性水肿、心源性水肿进展到严重程度时也会有胸腔、腹腔及心包积液，不可一见腹水就认为一定是肝硬化所致。

根据临床观察，近年来由于人们物质文化水平的提高，对健康的关注增强，很多到肾内科以水肿就诊的患者，经过反复检查后，并非是心肝肾等重要器官疾病所致，水肿程度也较轻。此时，则需考虑甲状腺功能减退、特发性水肿等原因，甲状腺功能异常所致的水肿，中医通常称为"气肿"，即水肿按之随手而起，不形成凹陷，通过检查甲状腺有无肿大、甲状腺功能测定可明确诊断。排除以上因素后，在女性患者中最多见的是特发性水肿，此时通过中医辨证调理——疏肝解郁行气、益气活血利水往往可以取得很好的疗效。

单侧肢体明显的水肿，甚至伴有疼痛者，往往是与全身性水肿鉴别的明显线索。伴有局部突然水肿、瘙痒明显者多为血管神经性水肿。上腔静脉综合征者，颈胸部静脉明显扩张、胸腹壁静脉曲张可提供诊断线索，进一步通过影像学检查可明确诊断。

中医认为，水肿是指因感受外邪，饮食失调，或劳倦过度等，使肺失宣降通调，脾失健运，肾失开合，膀胱气化失常，导致体内水液潴留，泛滥肌肤，以头面、眼睑、四肢、腹背，甚至全身皆肿为临床特征的一类病证。如《灵枢·水胀》中云："水始起也，目窠上微肿，如新卧起之状，其颈脉动，时咳，阴股间寒，足胫肿，腹乃大，其水已成矣。以手按其腹，随手而起，如裹水之状，此其候也。"其最早描述了颜面、下肢水肿及腹水的表现，"其颈脉动"则指的是水气凌心后颈动脉搏动增强的现象。在《黄帝内经》时期已认识到水肿的发病与肝、脾、肾三脏关系密切，如《素问·水热穴论》中有"至阴勇而劳甚，则肾汗出，肾汗出逢于风，内不得入于脏腑，外不得越于皮肤，客于玄府，行于皮里，传为胕肿"和"故其本在肾，其末在肺"的记载，又如《素问·至真要大论》中有"诸湿肿满，皆属于脾"的记载。在治疗法则上，《素问·汤液醪醴论》中提出"平治于权衡，去宛陈莝……开鬼门，洁净府"。汉代，张仲景对水肿的认识更为精确，如其在《金匮要略·水气病脉证并治》中以表里上下为纲，将水肿分为风水、皮水、正水、石水、黄汗5种类型。同时又根据五脏发病的机制及证候将水肿分为心水、肝水、肺水、脾水、肾水。在治疗上，张仲景提出发汗和利尿两大原则："诸有水者，腰以下肿，当利小便，腰以上肿，当发汗乃愈。"随后的医家在此基础上结合自己的临床经验，对水肿的认识日臻完善。

高继宁认为，对于水肿这一现象的辨识，中西医基本是一致的。但不同的是西医仅仅是将水肿作为一种症状（患者以水肿为主诉时）或体征（医生体格检查发现）来对待，中医则将其作为一种独立的疾病。因为西医是以对人体解剖、生理、病理等微观研究建立起来的医学，寻找引起水肿明确的功能、结构改变是首要任务，只有明确水肿的病因，才能给予有效的对因治疗，影响预后的也并不是水肿本身，而是其背后的原发性疾病。而中医是基于天人合一理念基础上，对人体整个功能系统化宏观认识并进行预防保健的一门医学，数千年的发展中，对人体水液代谢的生理功能及病理变化已经形成了系统、完整的思路，即通过脾的运化、升清，肺的宣发肃降，肾的蒸腾气化，并以三焦腠理为通路完成整个代谢过程。这一完整理念的形成，必然导致中医对水肿的生理基础、病理改变、演化过程及干预措施形成一个有机的整体认识。故水肿在中医中已经不仅仅是一个症状，而是一个病因、病机、证治明确的独立疾病。

鉴于这一事实，在临床治疗中，作为一个中医临床医生就需要综合考虑三方面的情况，即首先有明确的西医诊断，在此基础上运用中医治疗时，既要考虑到西医原发性疾病本身的中医治疗，又要结合水肿本身的病因病机，全盘统筹用药处方。而且根据中医标本缓急的理念，水肿为急时，需急则治标，水肿较轻则需培补脾肾以治其本，其治本之法，往往能同时兼顾对水肿的长期缓解和原发病的治疗，两者是统一的。

在治疗上，高继宁强调如下几点：

1. 扶正为主，以脾肾为本

肾病的发生发展多与免疫异常有关，且多为自身免疫性疾病，属于自身免疫稳态失调的一种正邪不分的状态，针对这种情况西医多用免疫抑制的方法进行治疗。但高继宁则认为自身免疫现象的发生，绝非单纯的免疫功能过强，也不能理解为属于中医的正气不虚甚至过强。因为中医认为"正气存内，邪不可干"，正气强只能表明身体更加健康，而不应导致疾病。相反，自身免疫性疾病的发生，是机体免疫稳态失调的一种表现，是机体识别正邪的能力下降，是在识别正邪能力下降的前提下发生的自身免疫性炎症，原则上属于一种虚性的亢奋状态，仍属于虚证。

从现代医学的角度来看，具有不同自身免疫性疾病易感性的患者，在遗传基因方面尤其是在单核苷酸多态性方面多有一定特征，亦即属于中医的先天禀赋不足。同时，由特异性自身抗体产生的自身免疫性疾病患者，其非特异性免疫往往处于低下状态。这也说明，从中医角度看自身免疫性疾病和变态反应的发生，不是正气过强，而是正气不足。同时正虚则易受外邪侵袭而发病或导致已有的病情加重，防止外邪侵袭是预防发病和病情加重的重要措施，因此治疗肾源性水肿重在扶正。

肾为先天之本，脾为后天之本。脾主运化水液，为水液代谢的枢纽，肾主水，气化作用贯穿始终，故有"其本在肾，其制在脾"之说。又如《素问·水热穴论》所云："肾者，胃之关也，关门不利，故聚水而从其类也。上下溢于皮肤，故为胕肿。胕肿者，聚水而生病也。"可以说肾源性水肿的产生与脾肾两脏的虚损关系密切。

高继宁在肾源性水肿的慢性期重视调治脾、肾，用药方面喜用防己黄芪汤、玉屏风散等，或以黄芪、苍术、白术、茯苓、薏苡仁等健脾利湿，川断、杜仲、桑寄生、牛膝等益肾固本，猪苓、泽泻、车前子、大腹皮、冬瓜皮等通利三焦、助膀胱气化、利水消肿以治标。此外，白花蛇舌草、功劳叶等药物，药理研究表明有调节免疫功能之作用，从其生理特点出发，以复其生理之常，恢复其对水液代谢的自调能力，收效显著。

2. 分期论治

水肿急性期以邪实为主，如急性肾炎、急性肾衰竭等多起病急骤，水肿从颜面开始，迅速蔓延全身，证属阳水，病机多为邪气袭表犯肺，肺通调失司，外不能散水于表，内不能肃降于肾，而发为水肿。此期治疗以祛邪为主，常用宣肺利水法，方药如越婢加术汤、麻黄连翘赤小豆汤等。慢性期则多以正虚为主，邪实为辅，或虚实并重，故治疗当以扶正为主，兼顾祛邪，方药常选五皮饮、五苓散、防己黄芪汤等辨证论治。

对肾病综合征的治疗，则赞同叶任高教授的理念，主张以激素治疗为主时分阶段配合中药治疗的中西医结合治疗方案。激素治疗：主张首始量要足，减量要慢，维持时间要长。中药增效减毒：一般在激素初始治疗阶段用滋阴降火法以减轻激素所致多食易饥，颜面潮红，痤疮多发等助阳生热的副作用；激素减量治疗阶段用滋阴补气温肾法以增强激素疗效，确保顺利减量；激素维持量治疗阶段及停药阶段用补肾健脾法减少激素依赖和病情复发。并注重扶正固表、清热解毒、活血化瘀等法的应用。

3. 协调气血水的关系

水病可致气滞、血瘀，反过来气滞、血瘀又有碍于水的运行，如此恶性循环，形成水肿病机的复杂性。高继宁在辨证论治水肿的同时，注重协调水、气、血的关系。

（1）行气利水法适用于气滞水停者。若患者兼有气滞的表现，如脘腹胀满，喜用广木香、砂仁、陈皮、大腹皮等以调理脾气；若因肝气郁结水肿加重者，在利水的同时喜配逍遥散、柴胡疏肝散类方药以疏肝解郁，使肝气条达，水液运行。

（2）活血祛瘀法贯穿始终。对于水肿日久，反复发作的水瘀互结患者，根据祖国医学"久病入络"的观点，主张活血祛瘀法贯穿肾源性水肿治疗始终。代表方有桃红四物汤合五苓散，加用丹参、益母草、牛膝、泽兰可提高活血化瘀之力以消肿。对于部分顽固性肾源性水肿大胆使用三棱、莪术、水蛭行气破血。

4. 强调百病皆生于郁及"衡"法的重要性

高继宁认为，肝在人体气机、水液、血液运行调节中发挥着重要作用，而此三者中首要的是对气机的调节。传统上，有"百病皆生于气"的说法，高继宁则更进一步认为，随着现代人类文明程度的增加，现代的饮食方式加之生活、工作压力的增加，情志郁结、气机不畅的发生更加普遍，疏肝行气解郁在水肿不同阶段治疗中都有其普遍意义。

具体应用上：

（1）柴胡不但有和解少阳，疏肝解郁的作用，更因其能入少阳，故不但能疏通足少阳胆经的气机，更有条畅、通利三焦的作用，为恢复水液运行打通其代谢通路。其疏上、和中、通下的作用，既有利于解散表邪，更可助脾胃运化以消食和胃，疏通肠胃，调和二便。即《伤寒论》所说："上焦得通，津液得下，胃气因和。"

（2）香附主调一身之气，《本草纲目》有"气病之总司，女科之主帅"的说法，对于水肿伴气滞者，表现为水肿同时手足、颜面发胀感明显，烦躁易怒，尤其是女性特发性水肿有上述表现者，多适合使用。高继宁继承其师孙郁芝教授经验，香附、丹参合用对不同阶段的肾源性水肿患者，见脾胃气血不和，胀满纳呆者也有良好的效果。

（3）川芎为"血中之气药"，活血行气的同时还有疏肝散风的特点，适合于气滞血瘀所致水肿，兼需解表者。

（4）青皮、陈皮两者均有调理气机的作用，青皮破气力强，入肝经为主，局部胀痛为主者多用；陈皮行气，入脾肺经为主，相对平和，适合于脾肺气滞，纳呆，咳痰者，且可避免党参、黄芪补气药之壅滞。两者合用，作用全面，但多需与黄芪等补气药合用，以免破气太过。

（5）疏肝解郁、和胃缓中者，如佛手、香橼、合欢皮等，用于情志原因导致的肝脾不和也有良效。此外，气、血、水多互为影响，此时，益母草、泽兰、郁金等，活血行气利水，也是高继宁治疗肾病水肿常用之品。

十二、治疗淋证的辨证论治心得

慢性泌尿系感染，指急性泌尿系感染急性期症状已缓解，小便涩痛不甚显著，时作时止，腰痛，疲乏无力，且病程在6个月以上，常因劳累或感冒引起急性发作。慢性泌尿系感染具有顽固性、迁延性以及反复发作等特点，是目前临床常见、多发的疾病。本病常常由细菌、病毒等微生物感染引起。若不积极预防与治疗，可引起慢性肾功能不全。近年来许多研究表明，泌尿系感染和宿主免疫功能相关。慢性泌尿系感染具有免疫功能低下的种种表现，其中主要包括非特异性免疫反应、特异性免疫反应。在非特异性免疫反应中，人体对病原菌侵袭尿道有防御功能：①在尿路通畅时，尿液的动力作用能带走许多病原菌；②尿液的 pH 低下及尿液有机酸含量增多阻碍病原菌在泌尿道定殖、生长、繁殖；③膀胱黏膜分泌多种杀菌物质；④膀胱表面黏多糖、尿中的寡糖和糖蛋白等可使病原菌与黏膜受体的结合受限，抑制其黏附。尿路黏膜的防御功能是人体自卫的重要环节，但有时可被打破。

高继宁认为，慢性泌尿系感染明确诊断对治疗至关重要，临床上需要注意以下几点。

（1）长期泌尿系感染的患者，要注意是否因逆行感染导致慢性肾盂肾炎，因为后者可逐步发展导致肾功能损害，甚至发展为慢性肾衰竭。通过肾脏超声，必要时行肾盂造影有助于了解肾脏及肾盂的结构变化，查肾功能、肾小球滤过率，可了解肾脏功能是否存在损害。

（2）是否存在复杂因素。泌尿系感染反复发作，迁延不愈，很多情况下是由于存在多种复杂因素，例如，妇科炎症长期存在导致的泌尿系反复感染，尿路结构异常，尿流排出不畅导致病原菌容易繁殖，糖尿病及其他全身性疾病导致的机体抗感染能力下降，以及全身神经功能紊乱所致的尿道刺激症状反复存在等。这些情况有的属于复杂性泌尿系感染的范畴，有的属于尿道综合征的范畴，但临床实际中往往很难区分，这就要求一定要认真细致地找出导致感染反复不愈的因素，尽可能地纠正可逆因素，在此基础上治疗泌尿系感染，则往往事半功倍。

从中医角度，本病当属"淋证（劳淋）"范畴，淋证日久不愈，遇劳即发，名为劳淋。主要表现有小便淋沥，尿后下阴部隐痛，肢倦腰酸，缠绵难愈。本病总属本虚标实，以本虚为主。本虚以肾阴虚为主，表现有手足心热，舌红，脉细数者，为标实，则为膀胱湿热留恋不去。

1. 膀胱湿热证

证候：小便频数，急迫不爽，灼热刺痛，点滴而下，尿色黄赤，痛引脐中，可见腰痛拒按，苔黄腻，脉滑数。

病机：湿热毒邪客于膀胱，阻于气化，下窍不利，以致尿频、尿急、尿痛，排尿困难，尿道口有灼热感，尿少；湿热下迫，淫伤于肾，腰为肾府，故腰痛拒按。苔黄腻为湿热之象，湿热侵于脉络，故脉滑数。

治法：清热利湿，通淋泻火。

方药：八正散加减。

萹蓄 10g，瞿麦 10g，通草 5g，车前子（包煎）15g，滑石 15g，栀子 10g，大黄 6g，蒲公英 30g，白花蛇舌草 30g，甘草 15g。

加减：腹胀便秘甚者加用枳实 10g，并加重大黄用量以通腑；腹满便溏者，去大黄以减泻下之力；小腹坠胀者，加川楝子 6g，乌药 6g 以疏肝理气；伴有肉眼血尿或镜下血尿者，加白茅根 30g，小蓟 30g，生地黄 10g 以凉血止血；伴有腰痛者，加杜仲 10g，川断 15g，狗脊 15g，薏苡仁 15g 补肾利湿。

2. 肝胆郁热证

证候：寒热往来，不思饮食，心烦欲呕，小便频数，急迫不爽，灼热刺痛，点滴而下，尿色黄赤，小腹痛，口苦咽干，舌红苔薄黄，脉弦数。

病机：邪踞少阳，故寒热往来，烦躁不安；肝郁气滞，脾胃升降失常，故不思饮食，恶心呕吐；肝胆郁热，不能疏泄，移热于膀胱，故尿频而痛。少腹为肝经所过之处，肝胆郁热，气滞不行，经脉不利，故少腹胀痛，舌红、苔黄、脉弦数均为肝胆郁热之征。

治法：清利肝胆湿热。

方药：龙胆泻肝汤加减。

龙胆草 10g，黄芩 10g，栀子 10g，柴胡 10g，泽泻 15g，通草 5g，车前子（包煎）30g，当归 12g，生地黄 12g，甘草 6g。

加减：大便干结，加生大黄（后下）8g 入煎剂以通便；小便疼痛较剧、灼热、舌质红者，酌加黄柏 10g，竹叶 10g，滑石 10g 等以清火通淋。

3. 肾阴虚夹湿热证

证候：尿频而短，小便涩痛，欲出不尽，尿色黄，腰酸痛，潮热汗出，手足心热，头晕耳鸣，口干舌燥，舌质红，苔薄黄，脉细数或滑数。

病机：阴虚湿热留恋，故可见尿频而短，小便涩痛，欲出不尽，尿色黄；腰为肾之府，肾虚故腰酸痛；肝肾阴虚，虚火内生，故低热盗汗，手足心热；虚火上扰，故头晕耳鸣；阴虚阴液不能上承，故口干舌燥；舌红苔薄黄，脉细数为阴虚内热征象。

治法：滋补肾阴，清热利湿。

方药：知柏地黄汤合二至丸加减。

知母 9g，黄柏 9g，熟地黄 12g，山药 30g，山茱萸 12g，牡丹皮 12g，茯苓 15g，泽泻 12g，女贞子 12g，墨旱莲 12g，车前子（包煎）30g，益母草 15g。

加减：口干口苦明显者，熟地黄改为生地黄 12g，加用麦冬 12g 养阴生津；盗汗明显者，加碧桃干 15g，糯稻根须 15g，浮小麦 15g；夜寐差者，加用合欢皮 15g，夜交藤 15g。

4. 脾肾气虚，湿热留恋证

证候：小便频数，余沥不尽，尿液不清，神疲乏力，面色苍黄，食欲不振，甚则畏寒肢冷，大便稀薄，眼睑微肿，舌质淡或有齿印，苔薄白，脉细弱。

病机：本证迁延日久，湿热未化，脾肾虚弱，气不化水，故小便频数，余沥不尽；脾虚健运失司，后天失调，故神疲乏力，面色苍黄，食欲不振，大便稀薄，眼睑微浮；肾阳不足，则畏寒肢冷。舌质淡、有齿印，苔薄白，脉细弱为脾肾两虚之象。

治法：益气健脾补肾，佐以利湿。

方药：缩泉丸合参苓白术散加减。

党参 15g，乌药 9g，益智仁 12g，山药 12g，白术 12g，芡实 10g，陈皮 9g，萹蓄 12g，益母草 12g，车前子（包煎）30g，甘草 6g，砂仁 6g。

加减：若以肾气虚为主者，可选用济生肾气丸加减；若食欲不振者，加神曲 12g，麦芽 12g，鸡内金 12g 开胃消食；若舌红苔少，夜热虚烦哭闹，兼有阴虚者，加知母 10g，黄柏 10g，生地黄 12g，牡丹皮 12g 等滋阴补肾。

十三、治疗癃闭的辨证论治心得

癃闭是以小便量少，点滴而出，其则闭塞不通为主症的一种疾病。其中，小便不利，点滴而短少，病势较缓者称为"癃"；小便闭塞，点滴不通，病势较急者称为"闭"。癃与闭虽有区别，但都是指排尿困难，只是病情的轻重有别，故临床多合称为"癃闭"。癃闭之名首见于《黄帝内经》，如《素问·宣明五气》说："膀胱不利为癃，不约为遗溺。"《素问·标本病传论》说："膀胱病，小便闭。"汉代为避讳起见，将癃改为淋，张仲景的《伤寒论》和《金匮要略》只有淋和小便不利的记载，明代始将淋与癃区别开来，清代对癃闭理法方药的认识臻于完善。

癃闭起病可突然发作，或逐渐形成，多伴有少腹胀，或拘急疼痛。高继宁认为癃闭的本质特征是尿量减少或点滴全无，一般无尿痛，即使因膀胱潴留，尿液过多而出现窘迫胀痛，其表现也与淋证的小便淋沥涩痛截然不同，很容易鉴别。淋证有尿频，尿急，尿痛，表现为频频有尿急感，排尿次数增多，虽每次尿量少，但 24 小时尿总量没有减少；癃闭则 24 小时尿总量减少，是诊断的首要前提。

《素问·灵兰秘典论》说："膀胱者，州都之官，津液藏焉，气化则能出矣。"又说："三焦者，决渎之官，水道出焉。"《灵枢·本输》说："三焦……实则闭癃，虚则遗溺。"阐明了本病的病位是在膀胱，膀胱和三焦的气化不利，可导致本病的发生。人体水液代谢与三焦功能至为密切，若欲小溲通利必赖以三焦气化正常，气化一日不畅，水道必然一日不通。而三焦的气化又主要依靠肺、脾、肾三脏来实现。清代李用粹《证治汇补·癃闭》将本病的病因归纳为："有热结下焦，壅塞胞内，而气道涩滞者；有肺中伏热，不能生水，而气化不施者……有脾经湿热，清气郁滞，而浊气不降，痰涎阻结，气道不通者；有久病多汗，津液枯耗者；有肝经忿怒，气闭不通者；有脾虚气弱，通调失宜者。"并提出了癃闭的治法："一身之气关乎肺，肺清则气行。肺浊则气壅，故小便不通，由肺气不能宣布者居多，宜清金降气为主，并参他症治之。若肺燥不能生水，当滋肾涤热。夫滋肾涤热，名为正治；清金润燥，名为隔二之治；燥脾健胃，名为隔三之治。又有水液只渗大肠，小肠因而燥竭者，分利而已；有气滞不通，水道因而闭塞者，顺气为急。实热者，非咸寒则阳无以化；虚寒者，非温补则阴无以生；痰闭者，吐提可法；瘀血者，疏导兼行；脾虚气陷者，升提中气；下焦阳虚者，温补命门。"

高继宁认为正常人的小便通畅，有赖于三焦气化的正常，而三焦气化又依赖肺脾肾三脏来维持，此外，肝气郁滞、血瘀阻塞也可影响三焦气化。所以本病的发生与多个环节有关，其中任何一个环节出现异常，都会导致癃闭的出现。因此治癃闭主要从肺、肾、肝、湿热及痰瘀着眼。

1. 治肺法

肺主气，主通调水道，为水之上源。若温邪上受，首先犯肺。肺热气壅，不能通调水道、下输膀胱，三焦气化失司，水液内停，形成癃闭。肺热又可移热于膀胱，导致上、下焦均为热邪闭阻，热壅水停，形成癃闭。肺主治节，主通调水道，其位最高，号称华盖，上闭则下壅，上宣则下达，癃闭从肺论治则根据此理，即"提壶揭盖法"、"下病上取法"。其中又包括两种情况，狭义的"提壶揭盖法"乃指用升麻、桔梗一类升提之品，譬如滴水器皿，上窍一开则下窍自通。但广而言之，或补或泻，或调其气机，凡使肺主治节、通调水道功能复常者，均是提壶揭盖法。

（1）宣肃肺气法：凡因肺失宣降而下窍之气不化者，当以宣肃肺气为治。

（2）养阴益肺法：肺属金脏，若肺燥则金不能生水，此等癃闭必不可用行水之品，宜益肺气、助秋金，则水自生焉。可用生脉散加减，使肺气充而水道通。

对治肺法的使用，要避免无原则地滥用，一般注意两点：一是有证而用。患者有明显肺气不宣，或肺阴亏虚，或宗气不足的证候，同时有癃闭的表现时，可采取有是证则用是方的原则，采用从肺论治的法则。二是他法无效时可试用或暂用。如用其他方法效果不好，患者病情又比较急，尽管此时患者无肺系不适的症状，但也可暂时采用取嚏法等，来达到提壶揭盖的效果，小便也经常会随着频频喷嚏缓缓排出。

2. 治肾法

高继宁认为，膀胱的气化，本身依赖于肾的气化。"膀胱者，州都之官，津液藏焉，气化则能出矣。"膀胱与肾互为表里，同位于下焦。正如《诸病源候论·小便病诸候》所说："小便不通，由膀胱与肾俱有热故也。"年老体弱，肾元亏虚，或久病体虚，导致肾阳不足，命门火衰，膀胱气化无权，开合失度，而溺不得出；或因下焦积热，日久不愈，津液耗损，致肾阴不足，也可出现癃闭。肾为水脏，司二便，肾阳不充则气化不行，肾阴不足则独阳不化，故温阳与滋阴为治肾两大法则。

（1）温肾化气法：癃闭多见于老年男性患者，年老阳气亏虚，气化功能不足，阳化气，阴成形，阳气不足则前列腺弹性减退，浊阴渐盛则腺体内纤维化组织增多。在此基础上腺体组织增生，从而导致小便不利，点滴而出。若肾中阳气势微，水必不利，唯有温肾助阳而水自通。高继宁常以真武汤为主进行治疗，酌加黄连、肉桂、五苓散等温阳化气利水，每能奏效。

（2）降火滋阴法：癃闭虽以老年男性多见，但并非均为阳气亏虚，若见舌老红，苔少而干，脉细数的情况，则需从肾脏真阴亏虚，气化不足考虑。阴亏之至，亦致小便不通。高继宁多采用古方滋肾通关丸、知柏地黄汤等加减化裁，滋肾通关丸中，知母滋肾润燥，黄柏降火清热，肉桂复膀胱气化。知柏地黄汤为滋阴降火常用方剂，治疗癃闭在此基础上可于方中再加入车前子、牛膝利尿，白芍、知母养阴柔肝，鳖甲、炮甲珠等软坚散结。

3. 疏肝利水法

癃闭的发生，虽然大多数情况下是一个慢性长期的过程，其病机最多见的是肾虚和湿热，但肝郁的因素也不可忽视。肝主疏泄，肝经抵少腹，绕阴器，若肝气郁滞，疏泄不及，导致三焦水道不利，气化失职，水液内停，形成癃闭。一种情况是精神过度紧张导致肝郁气滞，膀胱气化不利而出现小便不利，治当调理气机、疏肝利水，可用小茴香、肉桂、乌药、荔枝核等。另外在已经长期存在癃闭的前提下，又存在着肝郁的因素。高继宁认为对这一类型癃闭辨证上要抓住两点：一是与情志因素有关；二是有肝经症状。用药注意增加疏肝解郁的治疗措施，可以逍遥散、四逆散等为主方加减治疗，此外，以柴胡配沉香，可复升降之权。

4. 祛邪法

（1）清热利湿法：若中焦失运，湿浊内生，久而化热，湿热互结，下注膀胱；或膀胱气化失权，溺不得出，水湿内停，日久生热。湿热之邪困阻膀胱，则小便更为不利。饮食不节，嗜食辛辣肥甘厚味，内生湿热；或外感湿热之邪，内归中焦，中焦湿热下注膀胱；或肾热移于膀胱，均可导致膀胱气化不利，小便不通，而成癃闭。高继宁常选三妙丸清利湿热，或加茯苓、泽泻以渗利，知母、蒲公英以清热，并提出在使用大剂清热利湿药的同时，应酌加少量辛热之品，以助膀胱气化。

（2）化瘀软坚法：前列腺增生导致癃闭者每有瘀血困阻下窍，所以小便滴沥不尽，或尿时涩痛，或小腹胀痛，化瘀软坚法也甚为常用。其中尤以虫类搜剔之品为要药。

使用祛邪法时要注意的是，本病虽有标实，但仍以本虚为根本，强化肾的气化作用是始终不能忽视的根本大法。

十四、治疗肾病的经验方（一）

（一）益肾汤 1 号

适应证：用于急性肾炎、IgA 肾病、紫癜性肾炎等导致的血尿属热毒血瘀者。

功能主治：清热解毒，活血化瘀，凉血止血。

药物组成：当归 15g，赤芍 12g，生地黄 10g，牡丹皮 12g，益母草 15g，丹参 30g，连翘 15g，金银花 30g，板蓝根 30g，茜草 30g，小蓟 30g，水牛角 15g，蒲公英 20g，白茅根 30g，甘草 6g，砂仁 6g。

分析：肾性血尿是肾小球疾病常见的一种临床表现，病情多迁延、难愈，部分病例首发或诱发时表现为肉眼血尿，但更多是表现为镜下血尿。中医对血尿的认识历史悠久，源远流长。肾性血尿属中医"尿血"范畴，早在《黄帝内经》中就有关于本病的记载。《金匮要略·五脏风寒积聚病脉证并治》最早提出尿血二字，"热在下焦者，则尿血，亦令淋秘不通"，概括指出尿血的病因以热为多，发病部位在下焦。《太平圣惠方·治尿血诸方》对尿血的主要病机作了很好的论述，"夫尿血者，是膀胱有客热，血渗于脬故也。血得热而妄行，故因热流散，渗于脬内而尿血也"。陈无择《三因极一病证方论·尿血论治》中补充了尿血的病机为虚寒，非全属热。现代中医学者大多认为肾性血尿的发生主要与邪热、血瘀、肾虚相关，外感是诱发或加重病情的重要原因。

因此，高继宁继承了老师孙郁芝教授治疗肾性血尿的经验，并在辨证论治的基础上确立了肾性血尿的治疗原则：

（1）清热解毒：外邪入里化热或外感风寒等皆容易引起本病发生，因此在治疗时应当清热解毒，祛除诱因。现代研究亦证实：清热解毒药物不仅能直接抑菌、杀菌、减毒，与活血化瘀药合用，还能抑制或减弱变态反应性损害。因此清热解毒法的应用在肾性血尿的治疗过程中是不可缺少的。

（2）和血散瘀：肾性血尿的患者不能单纯止血，要时时注意"和血散瘀"，止血是目的，但是一味应用止法，往往事与愿违，因过于止涩，必致血瘀，瘀血一旦形成，使血流不畅，血不归经，则血尿更加严重，因此要分析病情，如果存在瘀血因素，应活血祛瘀止血并重。要做到止血不留瘀才能真正起到治疗疾病的作用。

（3）攻补兼施：对于病程短，素体未见明显虚弱者，若其下焦湿热则可采取适当泻法，泻其虚火，凉血止血。对于年老体弱，病程长久，缠绵不愈的患者，应适当给予健脾补肾，益气摄血以标本兼治。

方义：高继宁认为，以血尿为主要表现的急、慢性肾炎，辨证多属外邪入里化热，血热妄行夹瘀型。故治当清热解毒，活血化瘀，凉血止血。方中当归、赤芍养血补血；生地黄、牡丹皮凉血活血，清血分伏火；益母草、丹参活血化瘀利水；白茅根清热利尿止血。血尿每因感冒、扁桃体炎诱发加重，故伴风热外感者，加连翘、金银花、板蓝根、蒲公英之类清热解毒，配以砂仁、甘草健脾和胃，防止寒凉药物伤胃，并扶助后天以治本。此外，茜草、小蓟、水牛角凉血止血，三药合用，加强生地黄凉血止血之效。

（二）益肾汤 2 号

适应证：用于各种肾脏疾病以蛋白尿为主者。

功能主治：益气活血，利湿化浊。

药物组成：黄芪 30g，当归 15g，桃仁 10g，红花 15g，川芎 15g，丹参 30g，金樱子 15g，青风藤 15g，石韦 30g，白茅根 30g，鬼箭羽 20g，玉米须 30g，地龙 10g，砂仁 6g，水蛭粉 3g，大火草 15g。

分析：蛋白尿可见于各种肾脏疾病的进程中，蛋白尿在中医范畴中尚无恰当的病名，对蛋白尿的出现，目前多从精微物质外泄角度探讨。祖国医学认为蛋白尿的产生不外乎本虚标实，邪实正虚，且两者相互影响。肾虚封藏失司，固摄无权，精微下流；脾虚不能升清降浊，清气不升反而下泄，加之湿邪、瘀血等，导致瘀阻肾络，精气不能畅流，壅而外溢，精微下泄而成蛋白尿。

根据以上病机特点，归纳高继宁治疗肾性蛋白尿临床思路如下：

（1）健脾益肾，固摄精微："肾者主蛰，封藏之本，精之处也"，脾主统摄升清，若肾虚不足，失于封藏，精关不固，精微下泄；脾气虚，脾不升清，脾失统摄，均可致精微下泄，蛋白随小便而出可见蛋白尿。尿中蛋白属有形之物，若蛋白尿迁延日久不愈，进一步耗及肾气、损及肾阳，由于精血同源，还可导致血虚、阴虚，而见肾阳虚、肾阴虚诸证，故脾肾两虚，精微失于固摄封藏是肾性蛋白尿的主要病机之一。药物上常选择健脾渗湿，补肾利湿药物。

（2）清热化湿：中医把湿邪分成外湿与内湿。湿为有形之阴邪，其性重浊，具有易感性、趋下性和隐匿性，常常侵犯中下二焦，缠绵难愈，易与寒热结合，形成寒湿或湿热。寒湿侵犯下焦而形成水肿。湿与热合，相互胶结，湿在热中，热伏湿内，湿浊与邪热相互裹结，难分难解，病势缠绵，错综复杂，变化多端。正如吴鞠通在《温病条辨》中所云："徒清热则湿不退，徒祛湿则热愈炽。"湿邪侵犯中焦则出现脾胃湿困，升降失调，不能升清降浊。浊邪上僭清阳，出现眩晕等症，清气下泄则出现蛋白尿、血尿。湿邪下注膀胱，膀胱功能失常，失气化和藏津液之职，失于温煦，阴寒内生，寒凝血瘀，或化热损伤脉络，出现蛋白尿和血尿。《医方考》说："下焦之病，责于湿热。"可见湿邪既是肾病的病理产物，又是形成蛋白尿的重要致病因素。湿邪贯穿于肾脏病的始与终，在选用中药上要祛湿不伤正，慎用苦寒之品，即使必须要用也得中病即止，否则败伤脾胃而变生他病。

（3）活血通络：清代名医叶天士提出"久病入络"、"久痛入络"，指出了多种内伤杂病随着病情的进展，病邪由经入络，由气及血，由功能性病变发展为器质性病变的过程。络病痼结难解，治疗上甚为困难。肾病病程较长，病邪日久入络，潜伏于内，气血瘀滞不畅，加之三焦气化失常，出现肾络痹阻，瘀血内停。肾脏疾病多为水液代谢失常，水肿是非常常见。水湿停滞，阻碍气血的运行而形成血瘀。同时血瘀瘀阻络道，津停外为水肿，水瘀互阻，相互为害。《血证论》说"瘀血化水，亦发水肿"、"离经之血亦为瘀血"。现代医学发现肾脏疾病存在肾脏微循环障碍，并随着病情的进展，可出现肾小球硬化，血瘀作为病理产物和致病因素，贯穿肾脏疾病的始终，因而从瘀论治至关重要。

气虚湿浊血瘀证的患者，若病程日久以脾肾两虚，精微不固为主，则采用益气健脾补肾为主，佐以活血利湿清热，益肾汤 2 号加减：黄芪 30～60g，党参 15g，苍术 15g，白术 15g，薏苡仁 30g，山药 30g，金樱子 15g，芡实 15g，山萸肉 15g，生地黄 15g，川断 15g，杜仲 15g，水蛭 3g，地龙 12g，石韦 30g，白茅根 30g，青风藤 30g，大火草 15g。

方义：脾肾气虚是引起精气下泄，出现蛋白尿的根本原因，方中重用黄芪益气补虚。湿邪既是肾病的病理产物，又是形成蛋白尿的重要致病因素，湿邪贯穿于肾脏病的始与终，祛湿不伤正，慎用苦寒之品，或中病即止，否则败伤脾胃而变生他病。临床上高继宁常选用金樱子、青风藤、石韦、白茅根、鬼箭羽、玉米须清热利湿降蛋白。肾脏疾病存在肾脏微循环障碍，贯穿肾脏疾病的始终。从瘀论治，在中药的选用上多以活血化瘀为主，如当归、桃仁、红花、川芎、丹参及虫类药地龙、水蛭等。大火草清热利湿，现代医学证明其对肾性血尿、蛋白尿均有一定疗效，是高继宁用于治疗多种肾脏疾病的常用之药。

十五、治疗肾病的经验方（二）

（一）滋阴通淋方

适应证：用于复发性泌尿系感染属肾虚肝郁，下焦湿热者。

功能主治：滋肾疏肝，利湿通淋。

药物组成：黄芪 30g，沙参 30g，生地黄 15g，麦冬 20g，当归 20g，柴胡 12g，黄柏 12g，苦参 10g，蒲公英 30g，龙葵 30g，枸杞子 10g，滑石 30g，甘草 6g，车前子 30g，白茅根 30g。

分析：中国传统医学对慢性泌尿系感染的记载，始见于《黄帝内经》，《素问·六元正纪大论》称"淋秘"，即《金匮要略·五脏风寒积聚病脉证治》的"淋秘"，其同时记载："其病中热胀，面目浮肿，善眠䐜䏖，嚏欠哕，小便黄赤，甚则淋。"汉代张仲景在《金匮要略·消渴小便不利淋病脉证并治》对本病的症状作了描述，"淋之为病，小便如粟状，小腹弦急，痛引脐中"，"热在下焦者，则尿血，亦令淋秘不通"。说明淋证是以小便不爽，尿道刺痛为主症，也对本病的症状表现和病因病位有了进一步的认识。巢元方在他所著的《诸病源候论》中已经认识到淋证有复发的情况存在，如有"宿病淋，今得热而发者"的记载。该病与中医的肾、脾、肝等脏器密切相关。淋证的本质是邪实正虚、虚实夹杂之证，历代医家对此有很多论述。《诸病源候论》提出"诸淋者，由肾虚而膀胱热故也"，"膀胱，津液之府，热则津液内溢而流于睾，水道不通，水不上不下，停积于胞，肾虚则小便数，膀胱热则水下涩。数而且涩，则淋沥不宣，故谓之淋"。这些话明确指出淋证病位在肾和膀胱，体现肾虚为本、膀胱湿热为标的基本病机特点。患者因受湿热疫毒之气，或多食辛热肥甘之品；或嗜酒太过之后，酿成湿热，下注膀胱；或恼怒伤肝，气郁化火，肝郁不舒，火郁下焦；或是他脏之热，下注膀胱，热邪注入下焦，膀胱气化不利，热与水结，酿成湿热内聚。所以本病早期以下焦湿热为主，若久病，湿热耗伤正气，加之绝经后年老体虚，肝肾亏虚，演变而成。

高继宁根据多年临床经验，总结本病以中老年女性多见，因其一生经、孕、产、乳伤于阴血，每因气分偏盛，情绪激动，肝郁化热伤阴致肝肾亏虚；劳伤过度等亦伤及肾阴，影响膀胱气化，内外邪气难除，湿热下注，可发为本病。湿热壅结，更伤阴津，病久致虚亦伤气、伤阴。女子至"七七任脉虚，太冲脉衰少，天癸竭"，肾功能减退，中医又有"肝主筋"、"肝肾同源"的理论，肾阴虚可导致肝阴虚，肝肾阴血不足，易致本病反复发作。因此认为其主要病机为肝肾阴虚，膀胱湿热，故以滋补肝肾、清热利湿为治疗大法。

方义：滋阴通淋方以一贯煎为基础，一贯煎始载于清代魏之琇《续名医类案·心胃痛门》，方由北沙参、麦冬、干地黄、当归、枸杞子、川楝子6味组成，功能滋阴疏肝。现代药理研究表明，一贯煎具有增加小鼠胸腺重量，提高机体免疫力的作用，对大肠杆菌、伤寒杆菌、金黄色葡萄球菌和毛霉菌均表现显著抑制作用。滋阴通淋方重用黄芪、生地黄为君，益气滋阴养血以补肝肾，再入麦冬、沙参、枸杞子、当归为臣，枸杞子、当归补肝血养肝体以和肝；甘寒质润之麦冬、沙参补养肺胃之阴，使肺胃津旺，金气清肃下行，自能制木。减去苦寒之川楝子，而酌加疏肝之柴胡，清热解毒的黄柏、苦参、蒲公英、龙葵，清热利湿的滑石、车前子、白茅根等，增强了原方"泻下焦之热"功能。全方具有滋肾疏肝、清热利湿的功能。

（二）消渴肾病方

适应证：用于糖尿病肾病气阴两虚，湿热互阻者。

功能主治：益气养阴，清热利湿。

药物组成：黄芪30g，山药30g，葛根30g，生熟地黄各15g，麦冬15g，五味子10g，知母10g，鸡内金10g，青风藤15g，石韦30g，白茅根30g，黄连12g，甘草10g。

分析：中医对糖尿病的认识较早，成书于2000多年前的《黄帝内经》以及之后诸多医家都有相关论述。从古到今，有很多关于糖尿病类似症状的论述，包括疾病的病因、病机、临床表现、并发症及用药和饮食治疗等各方面。在《伤寒论》和《金匮要略》中，就有相当的条文论述。

中医认为，消渴是体质因素加上多种环境因素引起，以内热伤阴为基本病机特点，日久可致气阴两虚、阴阳两虚，以多饮、多食、多尿或尿有甜味、疲乏少力或消瘦为典型表现。本病由于先天禀赋不足、五脏柔弱、感受外邪、情志刺激、饮食肥甘、劳倦房劳失宜等诸多病因单独或相兼的作用，引起五脏功能失调，阴阳气血功能失常，导致瘀血、痰浊、水湿等病理产物生成。

现在多数医家认为本病的主要病理基础为肾虚血瘀，在治法上多侧重于滋阴补肾，活血通络。通过多年的临床观察，高继宁认为早期糖尿病肾病多属气阴两虚、湿热互阻型；故本方在参照《医学衷中参西录》中"玉液汤"和《温病条辨》中"增液汤"的基础上加用清热利湿之药组成，并取得了较好的临床疗效。

方义：方中君药黄芪益气补脾固肾；山药健脾补肾，润肺生津而止口渴，二药相配，一则使脾气升，散精达肺，输布津液以止渴；二则使肾气固，封藏精微以缩尿。臣药知母、麦冬、生地黄滋真阴，熟地黄补血滋阴，使之阳生而阴应；青风藤祛风湿，利小便；石韦、白茅根清热利湿，现代研究具有降尿蛋白功效。佐药葛根与黄芪相配，升发脾胃清阳，输布津液以止渴；五味子固肾生津，不使津液下流，与山药相配，补肾固精生津之力增强。因此证尿中含有糖质，用鸡内金以助脾胃强健，化饮食中糖质为津液。黄连清热燥湿，中焦湿热清则诸症自愈，且现代研究黄连具有降血糖功效。使药甘草调和诸药。以上诸药合用，共奏益气滋阴补肾、健脾利湿清热之功效，以达调节机体免疫平衡，减少尿蛋白，从而保护肾功能，延长其进入终末期肾病的时限。

十六、治疗肾病的经验方（三）

（一）保肾汤 1 号

适应证：用于慢性肾衰竭脾肾气虚，湿浊血瘀者。

功能主治：健脾益肾，化瘀泻浊。

药物组成：黄芪 30g，当归 20g，丹参 30g，桃仁 10g，红花 30g，川芎 18g，积雪草 30g，制何首乌 15g，杜仲 10g，枳壳 10g，半夏 12g，猪茯苓各 20g，车前子 30g，炮甲珠 10g，制大黄 6g，陈皮 12g，甘草 6g，砂仁 6g。

分析：慢性肾衰竭是现代医学病名，在古代文献中未见独立的病名记载，但根据其发病特点、临床过程，可归结于"关格"、"肾风"、"癃闭"、"溺毒"、"虚劳"等范畴。

慢性肾衰竭的病因多由外邪、情志、过劳等因素致脾肾虚损，脾虚则运化无权，肾虚则开阖失司，日久气损及阳，阳损及阴，最后导致肾气衰惫，分清泌浊失司，浊毒、瘀血壅滞而发诸证。本病病位主要在肾，涉及肺、脾（胃）、肝等脏腑，其病机之本是肾阳衰微，脾阳亏损，真阳不足，并可阳损及阴，累及心、肝等脏；标实为水气、湿浊、湿热、血瘀、肝风之证。慢性肾衰竭的病机有虚有实，虚实夹杂。

高继宁经过多年的临床实践，体会到慢性肾衰竭的病因与素体脾肾虚弱，加之过劳与外邪等诱因均密切相关。其中医病机的特点是：病位广泛，寒热错杂，正虚邪实。并应抓住正虚邪实这一对主要矛盾，而且要观察整个病程中正邪消长情况，方能执简驭繁。正虚之中有阴阳气血虚损之异，但以脾肾气虚为多见。邪实以湿浊、瘀血等诸证最为多见。虚实之间的关系是"因虚致实"，倘若实邪久羁，又可更伤正气，终致恶性循环。由于脾肾气虚，临床表现有腰膝酸软、乏力、面色萎黄无华、头晕，精神萎靡，形容憔悴等虚损症状。脾肾气虚、气化无权、二便失司，遂致湿浊内停、上干脾胃，从而影响胃纳脾运、升清降浊的功能，尿毒症患者常以消化系统功能紊乱为突出表现，如恶心、呕吐、口黏纳呆、便秘或腹泻、舌苔黄腻、或水滑、或焦黑燥裂等。脾肾气虚，帅血无权及久病入络可致瘀血内阻，表现为舌质紫暗、瘀点瘀斑。血虚贯穿于慢性肾衰竭的整个过程，其原因一方面是脾肾气血生化无源，另一方面为瘀血不去，新血不生。基于以上病机特点，高继宁提出了以健脾益肾、化瘀泻浊为主要治法，创立了保肾汤 1 号。

方义：方中君药黄芪、当归补气养血；臣药制何首乌补肾生血；佐药川芎、丹参、桃仁、红花活血祛瘀生血，枳壳、半夏、猪茯苓、车前子、陈皮行气利湿化浊；使药砂仁、甘草化湿温中调和诸药，诸药相合，共奏健脾益肾、化瘀泻浊之功效，以达调节机体免疫平衡，提高抵抗力，增强毒素排出，保护肾功能，延缓慢性肾衰竭。但慢性肾衰竭，其病理本质为肾小球硬化，肾间质纤维化，故唯有化瘀通络，软坚散结之法，方可获根本之效，久服以延缓甚至逆转病情进展，本方中积雪草、炮甲珠、制大黄通络软坚、推陈致新，正是此意。事实上，也获得了较好的疗效。

（二）保肾汤 2 号

适应证：慢性肾衰竭早中期患者结肠透析。

功能主治：温阳益肾，解毒活血，通腑泻浊。

药物组成：黄芪 30g，生大黄（后下）30g，煅牡蛎（先煎）30g，蒲公英 30g，藕节炭 30g，制附子 15g，桃仁 15g，红花 15g，青黛 10g，甘草 10g。

分析：目前临床上针对慢性肾脏病的终末期（即 CKD 5 期），西医以血液透析、腹膜透析和肾移植为主要疗法。而针对早中期尚缺乏好的治疗手段。因过早地进行血液透析，不仅使患者承受较大的经济负担，而且不利于残余肾的保留；进行腹膜透析也存在并发症多、价格高、影响生活质量等不足；肾移植更是面临排斥反应、移植肾来源有限等一系列问题。

在临床实践中，我们一直在寻找一种新的治疗早中期慢性肾衰竭的手段。2009 年以前，我们主要采用传统的中药保留灌肠疗法治疗慢性肾衰竭，中药外治法治疗慢性肾衰竭在 20世纪八九十年代是一种新型的疗法，且有一定的临床疗效，因此盛极一时。近年来，随着科学技术的进步，高位结肠透析技术对传统的结肠透析法进行革新，它利用专用导管插入肠腔较深的位置，并能对注入药液进行加温，注入药液流速快、灌洗的药液量大，充分扩大了结肠黏膜的滤过面积，改变了传统结肠透析面积小且吸收能力差的缺点，能使注入的药物较长时间地保留在肠道，能较好地调整水、电解质和酸碱平衡，还可使结肠黏膜析出的毒素及时排出体外。高继宁在临床实践中根据病位主要在脾肾，病机以脾肾衰败、浊毒内壅为主，确立了其外治法，治疗以扶正祛邪、攻补兼施为原则，开创了保肾汤 2 号。

方义：方中黄芪、甘草益气，制附子温阳，为方中扶正之品，可增强机体抗病和修复能力，兼有利水消肿之功。桃仁、红花活血化瘀，改善肾脏微循环。蒲公英、青黛清热解毒；生大黄泻浊排毒；藕节炭、煅牡蛎则具有吸附功能，有利于吸附肠内毒素而排出体外。诸药合用，共奏温阳益肾、解毒活血、通腑泻浊之功。

十七、治疗肾病的经验方（四）

（一）水肿方

适应证：用于各种肾性水肿证属脾虚湿胜兼血瘀者。

功能主治：益气健脾，利水消肿，活血化瘀。

药物组成：黄芪 30g，白术 12g，汉防己 10g，猪茯苓各 10g，陈皮 12g，大腹皮 30g，冬瓜皮 30g，车前子（包煎）30g，石韦 30g，白茅根 30g，玉米须 30g，益母草 15g，丹参 30g，甘草 6g。

分析：肾脏疾病的不同阶段均可见到水肿。中医学对水肿病因的认识包括内因和外因两个方面。外因为风寒、风热、风湿、暑气、湿邪或皮肤疮毒等；内因为饮食劳倦、房室过度、气血失和或素体虚弱等，而且两者相合发病。本病发病机制与肺、脾、肾、三焦对水液代谢的失调有关。

肺主治节，能宣发肃降、通调水道，为水之上源。人体各组织内水液运行和排泄，与肺之功能密切相关。《素问》云："饮入于胃，游溢精气，上输于脾，脾气散精，上归于肺，通调水道，下输膀胱。"肺将水谷精微敷布到皮毛，朝会百脉，将体内代谢的水液，通过肺气宣发肃降，下输膀胱。如果肺失其通调之职，导致水液停留，甚至小便不通，形成水肿。

脾居中焦，为水液运行之枢。"诸湿肿满，皆属于脾"。脾不仅运化水谷精微也能运化水湿。脾失健运，则水湿潴留，发生水肿。

肾主水，主气化，牝脏也，内寓元阳，为调节人体水液代谢的主要脏器。若肾脏气化失常，开合不利，则聚水为肿。

三焦是水液运行的道路，亦是气化的主要场所，是维持水液平衡的重要器官。"三焦者，决渎之官，水道出焉"。若三焦决渎之道壅滞，则水渗于皮肤而发为水肿。

所以，归纳水液代谢与内脏关系，正如《景岳全书·水肿》所说："凡水肿等证，乃肺脾肾三脏相干之病，盖水为至阴，故其本在肾；水化于气，故其标在肺；水唯畏土，故其制在脾。今肺虚则气不化精而化水，脾虚则土不制水而反克，肾虚则水无所主而妄行。"

水肿的治法，自《黄帝内经》起就有多种，《素问·汤液醪醴论》云："平治于权衡，去宛陈莝……开鬼门，洁净府。"记载了发汗、利尿、泻下三法治疗水肿。后世医家又有不断的充实和发展。如叶桂说："通表利小便，……是阳病治法；暖水脏，温脾肾，……是阴病治法。"唐容川说："须知痰水之壅，由瘀血使然，但去瘀血，则痰水自消。"张景岳说："凡治水肿者，必先治水，治水者必先治气。"可见，随着时代的发展，治水的原则日臻完善。

高继宁认为水化于气，气行则水行，防己黄芪汤中黄芪益气固表；五皮饮方中皆用皮者，以皮能入皮，并能利水也。水邪之为患，关于肺脾肾三脏，脾虚不能运化水湿，肺气失其宣降，肾脏失其主宰，故治疗重在治脾，亦应兼顾肺肾。五皮饮具有利水消肿之功效，其组方在健脾祛湿的前提下，兼顾肺肾，体现了行气与利水同用的特点，故以防己黄芪汤合五皮饮加五苓散加减共奏益气健脾、利水消肿之效。

方义：方中黄芪益气固表，防己与白术配合祛湿气；猪茯苓、陈皮、大腹皮、冬瓜皮、车前子、玉米须利水消肿；石韦、白茅根清热利湿；久病必瘀，故选用益母草、丹参活血化瘀。甘草调和诸药。

（二）腰痛方

适应证：肝肾两虚，气血不足证。

功能主治：祛风湿，止痹痛，补肝肾，调气血。

药物组成：独活10g，桑寄生15g，秦艽10g，防风10g，细辛3g，川断12g，杜仲12g，桃仁10g，红花12g，鸡血藤30g，没药10g，延胡索15g，川芎15g，当归12g，生地黄12g，赤白芍各12g，桂枝10g，甘草6g，川牛膝10g。

分析：中国传统医学对腰痛的记载，始见于《黄帝内经》，《素问·脉要精微论》指出："腰者，肾之府，转摇不能，肾将惫矣。"首先提出了肾与腰部疾病的关系密切。《素问·刺腰痛》根据经络循行阐述了足三阳、足三阴及奇经八脉经络病变时发生腰痛的特征和相应的针灸治疗。汉代张仲景在《金匮要略》中论述了寒湿腰痛的发病、症状与治法。隋代巢元方在《诸病源候论》中对腰痛的发病强调肾虚、风寒留着、劳役伤肾、坠堕伤肾及寝卧湿地等因素。元代朱丹溪在《丹溪心法·腰痛》指出:"腰痛主湿热、肾虚、瘀血、挫闪、有痰积。"清代郑树珪在《七松岩集·腰痛》中指出:"然痛有虚实之分,所谓虚者,是两肾之精神气血虚也,凡言虚证,皆两肾自病耳。所谓实者,非肾家自实,是两腰经络血脉之中,为风寒湿之所侵,闪肭挫气之所碍,腰内空腔之中,为湿痰瘀血凝滞不通而为痛,当依据脉证辨悉而分治之。"对腰痛常见病因和虚实作了概括。清代李用粹在《证治汇补·腰痛》中指出:"治唯补肾为先,而后随邪之所见者以施治,标急则治标,本急则治本,初痛宜疏邪滞,理经隧,久痛宜补真元,养血气。"这种分清标本先后缓急的治疗原则,对临床很有意义。

高继宁根据多年临床经验,总结本病病机:腰为肾之府,乃肾之精气所溉。肾与膀胱相表里,足太阳经过之。此外,任、督、冲、带诸脉,亦布其间,故腰痛病变与肾脏及诸经脉相关。其证乃因感受风寒湿邪,日久不愈,累及肝肾,耗伤气血所致。风寒湿邪客于肢体关节,气血运行不畅,故见腰膝疼痛,久则肢节屈伸不利,或麻木不仁。因此认为其主要病机为正虚邪实,治宜扶正与祛邪兼顾,故以祛散风寒湿邪、补益肝肾气血为治疗大法。

方义:腰痛方以独活寄生汤为基础,始载于唐代药王孙思邈《备急千金要方》,由独活、桑寄生、杜仲、牛膝、细辛、秦艽、茯苓、肉桂心、防风、川芎、人参、甘草、当归、芍药、干地黄 15 味药组成,功能祛风湿,补肝肾,止痹痛。现代药理研究表明,独活寄生汤具有提高机体免疫力的作用,对病原微生物有不同程度的抑杀作用,而且抗微生物谱相当广谱。方中重用独活为君,辛苦微温,善治伏风,除久痹,且性善下行,以祛下焦与筋骨间的风寒湿邪。臣以细辛、防风、秦艽、桂枝、细辛入少阴肾经,长于搜剔阴经之风寒湿邪,又除经络留湿;秦艽祛风湿,舒筋络而利关节;桂枝温经散寒,通利血脉;防风祛一身之风而胜湿。君臣相伍,共祛风寒湿邪。本证因痹证日久而见肝肾两虚,气血不足,遂佐入桑寄生、杜仲、牛膝以补益肝肾而强壮筋骨,且桑寄生兼可祛风湿,牛膝尚能活血以通利肢节筋脉。当归、川芎、干地黄、白芍养血和血。以上诸药合用,具有补肝肾、益气血之功。甘草调和诸药,兼使药之用。而在原方基础上加入桃仁、红花、鸡血藤、赤芍增强原方活血之功,并加入没药、延胡索,增强了原方"行气止痛"之效。全方具有祛风湿、止痹痛、补肝肾、调气血的功能。

(三)通淋排石方

适应证:尿路结石属湿瘀互阻者。

功能主治:益气活血,利湿化浊,通淋排石。

药物组成:黄芪 30g,丹参 15g,桃仁 10g,红花 12g,苍术 10g,薏苡仁 30g,金钱草 30g,海金沙 15g,鸡内金 10g,炮甲珠 10g,王不留行 10g,延胡索 10g,蒲公英 30g,车前子 30g,甘草 6g。

分析:淋证之名,始见于《黄帝内经》。中医学认为石淋的形成原因有三:一是"肾虚膀胱热",由于房事过度或年迈体弱,命门火衰,肾阳衰微,虚寒入内,导致肾气虚,膀胱气化失调,水道不得通利,水结石聚而成。二是过多食入肥甘厚腻之品,使得体内之热聚集蕴积于下焦,煎熬尿液,尿中杂质结为砂石,或滞留于肾或滞留于膀胱,或滞留于尿道,形成石淋。三是久病多瘀,尿路结石病程绵长,结石羁留,阻遏络脉,导致气滞血瘀。因此尿路结石的基本病机为肾虚而膀胱湿热,前者是本,后者是标,本虚标实,在本病发生变化中,又出现气滞血瘀的病理所在。鉴于此点,高继宁在临床实践中确立了益气活血,利湿化浊,通淋排石的治疗法则。

方义：方中黄芪益气。金钱草、海金沙清热排石，鸡内金消坚磨积，软化结石，三药合称"三金"，共奏清热化石之功。苍术、薏苡仁祛湿健脾，二药伍用，一散一补，一胃一脾，则中焦得健，脾胃纳运如常。蒲公英、车前子清湿热。丹参、桃仁、红花活血化瘀。炮甲珠活血，软坚散结。王不留行活血，利尿通淋。延胡索活血、行气、止痛，是活血化瘀、行气止痛之妙品，止痛之功甚佳，李时珍《本草纲目》中归纳延胡索有活血、行气、止痛、利小便四大功效，言其能行血中气滞，气中血滞。诸药合用，共奏活血化瘀，利湿化浊，通淋排石之功效。现代药理研究表明：金钱草能促进肝细胞分泌胆汁，使肝胆管内胆汁增多，内压升高，胆道括约肌松弛，减少胆汁排泄阻力，促进胆汁排出；鸡内金有刺激胃肠蠕动，软化结石的作用。总之，高继宁治疗此病在活血化瘀，利湿化浊，通淋排石基础上，后又加入益气的黄芪以扶正气，并加大活血、理气及清湿热之药物的应用，临床疗效显著。

十八、治疗慢性肾小球肾炎的辨病心得

高继宁认为，"慢性肾小球肾炎"其本身是多种病理类型的原发性肾小球疾病中具有肾炎综合征表现的一个共同的临床诊断，其本质上更接近于一组临床综合征，而非一个单独的疾病。随着肾活检技术的发展和广泛应用，对于大多数比较复杂、严重的慢性肾小球肾炎，仅有临床诊断而缺乏病理结果是远远不足以指导临床治疗尤其是西医治疗的。即使对于部分症状比较单纯，或者由于患者意愿或病情因素无法肾活检的患者，我们在选用西医治疗的时候，其实也往往是基于自己对该慢性肾小球肾炎患者病理类型的一个推断，只不过推断的基础是建立在临床特征上而已。故目前肾病学界逐渐有将慢性肾小球肾炎作为诊断的趋势，而以病理结果作为最终诊断。

虽然这样，高继宁强调，在中西医结合的临床实践中，目前完全弃用慢性肾小球肾炎这一提法尚为时过早。一是肾活检作为一种有创检查，有一定禁忌证，患者不理解而拒绝的情况客观上会长期存在，此时不能因为病理类型不明确而不采取治疗，根据临床经验处理大多数患者也能取得较好的疗效。二是病理分型对西医治疗的指导作用较大，对中医的指导作用则是见仁见智。国内多次中医肾病学术会议，均仅仅制定过慢性肾小球肾炎的诊断辨证分型标准，迄今为止尚无针对慢性肾小球肾炎各种病理分型单独的辨证分型标准面世。说明至少在中医角度，慢性肾小球肾炎作为一种独立的疾病去认识和研究有其生命力。三是微观辨证学在中医肾脏病领域理论和实践的发展，必将建立病理结果与辨证论治的联系，目前已有病理表现与宏观证候相关性的零星报道。所以，病理结果对中医治疗的指导会越来越强是不可置疑的，虽然如此，寄希望于发展出每一个病理类型的慢性肾小球肾炎的辨证分型体系恐怕也不太现实，毕竟病理分型和中医宏观证候没有必然的一对一的联系，完全离开宏观辨证的微观辨证，必将是无源之水，无本之木。

高继宁认为，在中医治疗慢性肾小球肾炎的临床实践中，血尿、蛋白尿、高血压、水肿是比较重视的几个辨病辨证指标，对辨证用药的侧重有较大影响。根据慢性肾小球肾炎临床表现不同，将其分为以下五个亚型：

1. 普通型

普通型较为常见。病程迁延，病情相对稳定，多表现为轻度至中度的水肿、高血压和肾功能损害。尿蛋白（+）～（+++），镜下血尿和管型尿等。病理改变以 IgA 肾病、非 IgA 系

膜增生性肾炎、局灶系膜增生性肾炎较常见，也可见于局灶节段性肾小球硬化和（早期）膜增生性肾炎等。

2. 肾病性大量蛋白尿型

除具有普通型的表现外，部分患者可表现肾病性大量蛋白尿，病理分型以微小病变型肾病、膜性肾病、膜增生性肾炎、局灶性肾小球硬化等为多见。

3. 高血压型

除上述普通型表现外，高血压型以持续性中等度血压增高为主要表现，特别是舒张压持续增高，常伴有眼底视网膜动脉细窄、迂曲和动静脉交叉压迫现象，少数可有絮状渗出物和（或）出血。病理以局灶节段性肾小球硬化和弥漫性增生为多见或晚期不能定型或多有肾小球硬化表现。

4. 混合型

混合型临床上既有肾病性大量蛋白尿表现又有高血压表现，同时多伴有不同程度肾功能减退征象。病理改变可为局灶节段性肾小球硬化和晚期弥漫性增生性肾小球肾炎等。

5. 急性发作型

急性发作型为在病情相对稳定或持续进展过程中，由于细菌、病毒等感染或过劳等因素，经较短的潜伏期（1～5 日），而出现类似急性肾炎的临床表现，经治疗和休息后可恢复至原先稳定水平或病情恶化，逐渐发生尿毒症；或是反复发作多次后，肾功能急剧减退出现尿毒症一系列临床表现。病理改变为在弥漫性增生、肾小球硬化基础上出现新月体和（或）明显间质性肾炎。

在区分上述不同临床类型的基础上，结合中医证候表现辨证用药，就能有较强的针对性。

现在，根据国家指南，慢性肾小球肾炎虽可根据肾功能情况，中医诊断为"肾风"或"慢性肾衰"，但具体用药施治时，仍应结合慢性肾小球肾炎的中医辨病，多根据病情发展过程中水肿、蛋白尿、血尿、腰痛、全身虚弱等表现轻重主次的不同，而分别借鉴"水肿"、"尿血"、"腰痛"、"虚劳"等的治疗理念灵活进行诊治。

十九、治疗肾病综合征重在分期辨证

肾病综合征的治疗目前首选药物是糖皮质激素，使用激素的标准方案提高了肾病综合征的治疗效果，但是不良反应及复发仍然不可避免。而且，激素的使用对患者的证候演变是一种干扰性因素。因此，为了最大限度地减少激素的不良反应，提高疗效，减少复发，中医在临床上应根据使用激素的不同阶段，采用分期辨证相结合的治疗方法。

1. 激素应用初期

激素应用初期，多表现以脾肾阳虚为主，可采用温补脾肾、利水消肿法，并根据脾阳虚与肾阳虚的主次不同有所侧重。在开始大剂量使用激素阶段，由于激素为阳刚之品，服用时间又长，可出现医源性肾上腺皮质功能亢进，表现出阴虚火旺症状，可应用滋阴降火、清热解毒之法，选用黄柏、知母、夏枯草、淡竹叶、旱莲草、女贞子等药物。

2. 激素治疗的减量阶段

激素治疗的减量阶段，可出现不同程度的激素撤减综合征，此时应在继续使用滋阴补肾药的同时，酌加温阳益气药物，如巴戟天、肉苁蓉等，以促进体内肾上腺皮质分泌和减轻激素撤减综合征，巩固疗效。但应避免过早使用补阳药或过用温热药，以免助热劫阴，可酌情采用"阴中求阳"的方法。高继宁还指出，环磷酰胺是临床最常用的细胞毒药物，常与激素联合使用。主要用于经常复发性肾病综合征和激素依赖者。冲击治疗固然可减少激素用量、提高疗效，但易抑制机体免疫力，此时，可酌情加用黄芪、当归、首乌等补气养血的中药，以增强机体免疫力，预防感染的发生。《诸病源候论》云："水病无不由脾肾虚所为，脾肾虚则水妄行，盈溢皮肤而令身体肿满。"《太平圣惠方》中亦指出："夫风水肿者，由脾肾气虚弱所为也。"肾虚则封藏不固，精气外泄，下注膀胱而为蛋白尿；脾虚导致精微物质生化乏源，加之肾虚精微外泄，故而出现低蛋白血症。肾虚不能主水，脾虚不能制水，则水溢肌肤而成水肿。同时，现代医学认为，肾病综合征与免疫失调有关，而脾肾与机体的免疫功能密切相关。由此可见，脾肾两虚为病机关键所在，故温阳化气、脾肾同治是肾病综合征尤其是难治性肾病的主要治疗原则。正如《景岳全书·肿胀》中所说："水肿证以精血皆化为水，多属虚败，治宜温脾补肾，此正法也。"治疗中，始终将健脾益肾方法贯穿始终，是治疗之本。但是，高继宁认为，在药物选择方面仍需有所注意，因本病易水湿化热成毒，易伴外感，更易伤阴，不宜选用过于温燥的补药。另外，在双补脾肾过程中，需兼顾醒脾开胃，因此病患者多伴有胃纳欠佳，可适当应用消食理气药以改善食欲。

此外，活血化瘀贯穿始终。肾实质内的瘀滞是肾病发展过程的重要一环，且病程越长瘀滞越显著。因此，近年来活血化瘀法在肾病治疗中，越来越受人瞩目。清代医家唐容川指出："瘀血化水，亦发水肿，是血病而兼水也。"血瘀作为病理产物和致病因素，在肾病综合征的发生发展过程中占有极其重要的地位。现代医学也认为肾病普遍存在高凝高黏血症，并认为血液高凝状态是肾病综合征肾功能进行性恶化的一个重要原因。高凝状态可使血栓形成的倾向性增大，而重要器官的血栓形成常成为患者死亡的原因之一。临床上激素及利尿剂的应用使血液高凝状态更为严重，近来活血化瘀中药的研究结果表明，活血化瘀药具有抑制血小板聚集和黏附的作用，有抗血栓形成，降低血液的高黏滞状态，改善纤溶障碍，改善肾脏血流量和肾功能，降低尿蛋白等整体调节功能。因此，对于肾病综合征患者，尤其是对于激素治疗无效的难治性肾病综合征患者，活血化瘀法应贯穿于整个治疗过程中。临床治疗中，高继宁善用丹参、三七、莪术、龙葵、益母草、泽兰等活血祛瘀中药，通过此类药物的应用，可达到改善微循环，改善毛细血管通透性，改善肾功能，改善血液理化性质，抑制血小板的聚集，防止血栓形成，稳定机体免疫功能，减缓肾小球硬化和肾功能恶化的目的。另外，高继宁认为，由于"气行则血行"、"血得温则行，得寒则凝"，可配合理气温阳药物应用，以增强活血化瘀功效。

二十、"辨证之要首在气阴"治疗 IgA 肾病经验之谈

IgA 肾病（IgA nephropathy）是一种常见的原发性肾小球疾病，其病理特征为肾小球系膜区以 IgA 为主的免疫复合物沉积。其病理类型复杂多变，主要表现为肾小球系膜细胞增生，系膜基质增加，也可见到多种病理改变，包括肾小球轻微病变、系膜增生性病变、局灶节段性病变、毛细血管内增生性病变、系膜毛细血管性病变、新月体病变及硬化性病变等。部分患者可以出现严重高血压或者肾功能损害，是导致慢性肾衰竭的常见肾脏疾病之一。

高继宁认为，IgA 肾病的病位在肾，但疾病发生、发展常与肺、脾、肾三脏的功能状态有关。因此在治疗过程中强调重点关注此三脏的生理及病理变化，能起到执简驭繁的效果。

（1）肺气失治常见咽痒咳嗽，或咽喉肿痛，治疗分为清热利咽和养阴利咽两大法。前者以咽部红肿明显为辨证要点，常用金银花、连翘、蒲公英、牛蒡子；后者以咽部暗红，肿痛不明显为辨证要点，常用沙参、麦冬、玄参、芦根。

（2）脾失健运常伴见纳少便溏，苔薄或腻，治疗分为健脾助运和健脾化湿两大法，前者以纳少苔薄为辨证要点，常用党参、白术、茯苓、薏苡仁；后者以便溏苔腻为辨证要点，常用苍术、薏苡仁、马齿苋。

（3）肾失气化常见腰膝酸痛，肢体浮肿，治疗以益肾清利为大法，常加以补肾药和利湿药配伍，如川断、杜仲、桑寄生、山茱萸、石韦、白茅根、车前子等。

陈香美院士主持的上千例多中心大样本的临床研究证实，IgA 肾病主要表现为脾肺气虚、气阴两虚、肝肾阴虚、脾肾阳虚四个证型，其中前三者的 24 小时蛋白尿水平显著低于脾肾阳虚证。

高继宁认为：IgA 肾病血尿为主者，气虚或阴虚为主要证候表现，相应地益气养阴也就成了最常用的治法。实际应用中，辨证之要首在气、阴：①气虚以脾肺为主，久病可及于肾，气虚为主者，虚热多不甚，故可耐黄芪、党参、山药、白术、杜仲、熟地黄等之补。②而阴虚为主者，则多伴有内热，患者可见五心烦热，舌红少苔，心烦不寐等，此时补阴之外尚需佐以清虚热，可选用麦冬、元参、生地黄、知母、黄柏、女贞子、旱莲草、山萸肉等，而应用参、芪等温补之品时就需慎重，以防助热。③当气阴亏虚均明显而内热不甚时，就可益气养阴并重，以参芪地黄汤、麦味地黄汤、生脉散为主随证加减就可取得良好的效果。在上述治疗的基础上，有湿热者适当给予清热利湿，并佐以凉血止血药物治标，可加强疗效。

有些患者除检验中尿红细胞及尿蛋白增多外，没有其他的临床表现，这时就应根据患者的客观检验指标，辨病选用药物。

如血尿，高继宁临床上特别注意根据药物的寒热温凉之性与药物的归经来选择使用止血药。将临床上比较通用的止血药，即各个部位出血均可使用的如三七、仙鹤草等，与专治血尿的小蓟、茜草、旱莲草等结合使用。在止血的基础上，宗古人之"止血不留瘀"原则，主张使用活血化瘀药，如当归、丹参。高继宁认为当归为养血和血之要药，丹参有散血凉血之功。现代医学认为 IgA 肾病血尿的产生机制，与肾小球毛细血管基膜断裂有关，高继宁在临床上喜用三七，止血而有散瘀之功，治疗各种出血症有较好疗效。

针对蛋白尿多选用黄芪、石韦、白茅根、薏苡仁等具有扶正清热利湿作用的药物来减少尿蛋白，或用半枝莲、穿山龙、青风藤等具有免疫抑制作用的药物进行治疗。如果患者有证可辨，用药时除循证外，也可与辨病相结合选用药物，如此则治疗会更全面、具体，则能取得良好的治疗效果。

二十一、"活血化瘀贯穿始终"治疗过敏性紫癜性肾炎

高继宁指出，过敏性紫癜性肾炎其肾脏病理改变与 IgA 肾病非常接近，免疫荧光显示均为 IgA 或 IgA 为主的免疫球蛋白在肾小球系膜区沉积，此外尚有其他补体成分的沉积。但过敏性紫癜性肾炎是一种全身性小血管炎改变，与血管的变态反应损伤有关，故与 IgA 肾病不同，且 IgA 在肾小球毛细血管襻沉积比在系膜区沉积更为常见。光镜下 IgA 肾病病理分型主要根据肾小球系膜增生和肾小球硬化的程度。过敏性紫癜性肾炎中不少患者肾小球有新月体形成，炎症细胞浸润，同时肾小球新月体发生的比率是判断预后的指标之一。

根据过敏性紫癜性肾炎是以血管的变态反应损伤为主的一种全身性小血管炎改变的特点，就不难理解中医为何将其归入"发斑"、"斑疹"、"肌衄"、"葡萄疫"等范畴。热、毒、瘀是本病标实证的重要特点，至于本虚，则多与素体亏虚，禀赋不足或久病损伤正气有关。在扶正（益气养阴）基础上，强调清热凉血、解毒活血为主的治疗，是高继宁治疗本病的重要特点，其微观辨证证据即是对这一疾病为全身性微血管炎病理本质的深刻认识。

高继宁认为，本病的诊断虽然肾活检是重要手段之一，但由于其临床表现的特殊性，在指导中医治疗时，往往依靠临床诊断即有相当把握，相反，若无确切的紫癜样皮疹病史，即使通过肾活检，也很难与 IgA 肾病准确鉴别。根据患者有紫癜的典型皮疹表现，尿检有血尿或蛋白尿，伴或不伴肾功能受损，尤其是尿检异常、腹痛或关节痛程度与皮肤紫癜呈同步变化时，临床诊断基本确立。后期往往仅有肾脏改变而皮疹消退，但结合病史仍能得出诊断。此时，虽无肾活检，无法确切鉴别病理类型，但根据中医异病同治的思想，以临床辨证为依据治疗，仍然可以获得理想的效果。

热毒炽盛是过敏性紫癜性肾炎发生、发展过程中一个显著的临床特点。热毒既可以风寒或风热为先导，侵犯于肺卫，日久侵入营血，亦可因饮食不节，滋生湿热，或外感湿邪，郁而化热，蕴久成毒。热毒炽盛，灼伤血络，迫血妄行，导致了皮肤紫癜、尿血等症状。故此，高继宁在治疗过程中注重运用清热解毒，但要根据形成热毒的不同原因，选用相应的清热解毒药物，如风热化毒，则选用金银花、连翘、薄荷、蝉蜕等以疏风清热；若湿热化毒，则选用黄芩、黄柏、土茯苓、白花蛇舌草等以清热燥湿，并根据本病热灼血瘀的病理特点，在清热解毒的同时，辨证加用生地黄、牡丹皮、水牛角、丹参、紫草、赤芍等以清营凉血，活血散瘀。高继宁认为本病之初热毒较重，发病较急，当以清热解毒为要务，随着病情的发展由邪实逐渐伤及正气，出现虚实夹杂之证，当辅以扶正之品，做到清热解毒而不伤正。病久则热毒耗气伤阴，当以滋阴清热或益气温阳为主，然清热解毒仍不可废，恐其炉烟虽熄，灰火未灭，故当辅以清解之剂，提防死灰复燃，病情反复。

高继宁认为本病虽初期以邪实为主，后期以正虚为主，但往往虚实夹杂，临证之时对虚实兼顾甚为重视。以邪实为主者，在祛邪时应注意风、湿、热、毒等邪气易耗气伤阴的特性，在疏风清热、解毒化湿的同时当辅以益气养阴。而以正虚为主者，常常同时存在瘀毒壅阻、湿毒、热毒等邪实之象，扶正勿忘祛邪，当配以清热祛湿，化瘀解毒。做到扶正不助邪，祛邪不伤正，标本同治，虚实兼顾。

《血证论·时复》中云："凡物有根者，逢时必发，失血何根，瘀血即其根也，故凡复发者，其中多伏瘀血。"高继宁认为：过敏性紫癜性肾炎患者，在外表现为斑疹点点，在内则同样会出现血渗久则成瘀的现象。所谓"瘀血不去，新血不生"，提出了"活血化瘀贯穿其中"的治疗思路，在常规的分型治疗方法以外，多在选方用药中加用牡丹皮、赤芍、丹参、三七等药物，所谓"瘀血去，新血生，百脉通，血归经，紫癜除"。现代药理学研究表明：丹参能够有效降低全血黏稠度，可以很好地扩张大小血管，包括肾小球血管，从而改善肾微循环，起到很好地保护肾功能的作用；牡丹皮、赤芍、三七凉血活血，能行血中之瘀，同样也有增加血流量、改善微循环的作用。

二十二、"平补优于峻补，缓泻优于峻泻"治疗糖尿病肾病

古代并无糖尿病肾病的病名，但历代不少医家在其医学著作中散在地记载了类似的病名

和临床症状，如《黄帝内经》中提出"脾瘅"、"消渴"、"消瘅"，其中消瘅的发生与心、肝、脾、肺、肾的虚弱有关，是消渴的进一步发展，即糖尿病的并发症期。隋代巢元方《诸病源候论》曰："消渴其久病变，或发痈疽，或成水疾。"元代罗天益《卫生宝鉴》指出："夫消渴者，……疾久之。或变为水肿，或发背疮，或足膝发恶疮漏疮，至死不救。"均明确指出消渴日久可转变为水肿，且病情严重。宋代《圣济总录》提出"肾消"、"消肾"之病名，"一曰消渴，……二曰消中，……三曰肾消，……此久不愈，能为水肿痈疽之病"。"肾水燥润。渴引水浆。下输膀胱。小便利多，腿胫消瘦。骨节酸疼，故名消肾。"《太平圣惠方》曰："饮水随饮便下，小便味甘而白浊，腰腿消瘦者，痟肾也。"由此可见消渴日久可见小便量多、尿浊、水肿、消瘦等症状，即发展为糖尿病肾病。虽然历代不少医家在其医学著作中散在地记载了类似的病名和症状，如"水肿"、"尿浊"、"消肾"、"胀满"、"关格"等，但对于其病位、病机、病理仍不够明确。高继宁在总结前人研究的基础上，结合临床实践，建议采取当前肾病学界通用的命名"消渴肾病"。根据糖尿病患者病程长短，结合尿蛋白定量和肾功能损害程度，进行准确的诊断及分型、分期，是进行正确辨证论治的前提。但对糖尿病肾病的早期干预非常重要，尽量在出现临床蛋白尿之前进行积极治疗，可有效地控制病情发展，改善生活质量和预后。若在糖尿病肾病早期对之消极放任，治疗不到位，将严重影响患者生存质量。所以我们要对患者加强健康教育，提高其对糖尿病肾病的认知水平和自我管理能力，医患配合，以期获得良好的防治效果。

高继宁提示治疗糖尿病肾病"平补优于峻补，缓泻优于峻泻"：高继宁通过多年临床观察发现，对于糖尿病肾病，若以峻补之品，有"闭门留寇"之害，治疗应该遵循慢性病的治疗原则，以平为上，药用平和之何首乌、菟丝子等。糖尿病肾病晚期，多有腑气不通、浊邪壅塞之证，通腑泄浊为其正治，但峻猛之品久泻，则恐徒伤正气，故主张缓泻为要，或峻药缓用，如大黄与牡蛎同用，或用制大黄缓其峻性，或将泻药保留灌肠。

由于糖尿病最主要的并发症是微血管病变，也是糖尿病肾病的主要病理改变，而脉络瘀阻是糖尿病肾病的重要诱发及加重因素，故治疗上必须始终重视活血化瘀法的应用。导致瘀血的原因有寒热虚实之别，用药也要有所选择，血热血瘀选用牡丹皮、赤芍、紫草、茜草、生蒲黄、泽兰、丹参等；寒凝血瘀则选用川芎、桃仁、红花、当归等；气滞血瘀则用郁金、延胡索、木香等；气虚血瘀则用黄芪、三七等。

糖尿病肾病长期迁延不愈，穷必及于脾肾。高继宁尤其强调补脾的重要性，因脾为湿土，土湿才能滋生万物，补脾气以固下脱之阴津，养脾阴可化涸竭之津液。他注重用党参、黄芪、白术、砂仁、山药，斡旋中州，益气养阴。临床上高继宁常把"保胃气"作为判断和治疗疾病的重要原则，每逢遣方用药均酌加顾护脾胃之药，特别是慢性疾病需久服中药者。

二十三、治疗狼疮性肾炎中要重视"补肾固精"之法

高继宁认为，对风湿性疾病的诊断，包括系统性红斑狼疮，机械地套用分类标准进行评分从而得出是或否的诊断是不恰当的，也是对患者不负责的。不同的风湿性疾病可出现共同的临床表现和实验室检查结果，甚至有的风湿性疾病患者同时具有多种风湿性疾病的部分表现，但又不完全符合每一种疾病的诊断标准。虽然也有混合性结缔组织病之类的诊断，但有时这一诊断也不一定完全符合。所以，临床中对于可疑风湿性疾病应当确立动态观察的观念，

目前虽然达不到某一种疾病的诊断分类标准，但经过动态观察，仍然可能逐步表现出疾病的典型表现。这种情况下，若一开始就因为达不到诊断标准而放弃观察，则该患者很可能最终被漏诊。

最新《风湿病概要》指出："建立标准的最初的目的是建立一个对疾病综合征进行分类的指南，以便对参与临床研究的患者确立正确诊断，而不是为了用于某一具体患者的临床诊断。但实际上这些标准在用于研究分类的同时，也成为患者诊断的指南。在应用于患者诊断时必须小心，因为这些标准是为了获得最佳的组群分类而通过使用分析技术得出的，而不是为了得出某一患者的诊断，因而允许少数变数存在。这个标准是经验性的，重点不在于确定或除外具体某个患者的特定诊断。它对于参加各种临床研究包括治疗研究的不同中心的患者进行组群之间的比较提供一个标准是很有意义的。理想的标准应该是绝对敏感（即这一疾病的所有患者都有这个体征或阳性的实验室检查结果）和特异的（该阳性发现或实验室检查结果在其他疾病中绝对不会出现）。然而，这样的标准几乎不存在。通常，某一标准的敏感性越高则其特异性就越差，反之亦然。要建立一个标准就要尝试选择合适的敏感性和特异性。"高继宁认为，既然不可能存在绝对敏感的同时绝对特异的标准，那么，对疾病的动态观察乃至试验性治疗，就是防止误诊漏诊的最有效方法。

狼疮性肾炎急性活动期包括发病急性期和缓解后病情又有活动者。导致急性期肾脏损害的原因主要为火热毒盛，邪毒攻注血脉，灼伤肾脏，经脉瘀滞。此期以热毒蕴结为主要病机特点，多见热毒炽盛和阴虚内热表现。由于湿热瘀毒蕴结于下，以致气化不利，无以分清泌浊，而致精微随小便下泄，形成蛋白尿、管形尿等；热毒亢盛，灼伤血络，或阴虚火旺，虚火灼络，则形成血尿或白细胞尿等。此期除了具有热毒炽盛或阴虚内热等急性期临床表现外，还常具有高滴度的抗核抗体和抗双链 DNA 抗体、抗 ENA 多肽谱异常、免疫球蛋白增高、补体下降、血沉明显增快、C 反应蛋白增高等异常。此期以邪盛为主要矛盾，炎症反应明显。根据"急则治其标"和"治热以寒"的原则，此时治疗重用清热解毒药可以很好地抑制炎症反应，控制病情。在临证中，高继宁注重选用能有效控制炎症反应，对病毒、细菌等多种病原微生物有抑制或杀灭作用的清热解毒之品，如连翘、金银花、白花蛇舌草、板蓝根、半枝莲等，既能直接针对病因，又能防止病情复燃。

对狼疮性肾炎的治疗，不可拘泥于"久病入络"、"久病多瘀"之说，狼疮性肾炎的患者可见颜面部蝶形红斑、关节酸痛、舌暗脉涩等血瘀证，故应在病之伊始重视活血化瘀的治疗，全程合理选用活血化瘀药，能有效帮助控制病情、改善症状及预后。

由于狼疮性肾炎在不同病理阶段其瘀血的成因、部位、轻重表现以及正邪双方标本主次矛盾的轻重缓急均不同，故活血化瘀治疗又常有凉血活血、养血活血、止血活血、破瘀活血等不同，临证要准确辨证合理选用。高继宁常用药物有水蛭、桃仁、红花、赤芍、苏木、丹参、地龙等。如患者瘀血症状较轻，可选择性质平和、对胃肠道无刺激性的苏木、红花之类。虫类药水蛭等，配合红花的协同作用，活血化瘀力量较强。

在狼疮性肾炎病情发展过程中，无论活动期、缓解期或恢复期，中医辨证"肾虚"始终存在。其由于先天不足，素体肾虚，始在各种诱因作用下发病。故狼疮性肾炎的发病首先当有肾虚，换言之，肾虚为狼疮性肾炎的发病基础。

狼疮性肾炎在急性活动期，证候表现以实为主，但不可忽视肾虚。《素问·评热病论》曰"邪之所凑，其气必虚"。正由于肾虚，热毒外袭，出现急性活动期证候。同时，热毒炽盛，消灼气阴，肾元方耗；更兼大量激素及免疫抑制剂的使用，损伤肾气。因此，本期当以实为主，但实中夹虚，不可被热毒实象迷惑，忽视肾虚。

以后经治疗或自然缓解，狼疮性肾炎逐步步入缓解期及恢复期。因前期热毒耗伤阴液，可出现肾阴虚之证，但阴虚常及气，故缓解期必有肾气阴两虚。此期可余邪未尽，故实少虚多，以虚为主。进入恢复期，随着激素的撤减及正气亏虚进一步加重，肾气阴两虚之证逐渐加重，其者可出现阴阳两虚，此期以正虚为主。

故在狼疮性肾炎疾病活动期、缓解期及恢复期，"肾虚"始终存在，是狼疮性肾炎发病之基础；随着病情的演变、正邪消长而表现出阴虚、气虚、阴阳两虚之证。因此，对于狼疮性肾炎的治疗，始终不忘固肾。急性活动期以邪实为主，也可适当加以黄芪、山药等补肾固精之品。对于缓解期及恢复期，更当以补肾为其主要治则，益气养阴甚至温阳。

高继宁指出狼疮性肾炎的治疗应坚持中西医结合，单纯应用中药亦或单纯应用西药，疗效均不佳，而中西药联合应用，可发挥两者的长处，优势互补，起到增效减毒的效果。中西医结合治疗的优势主要表现为：

（1）通过配伍中药可以增加免疫抑制及免疫调节功效，并具有改善肾血流、利尿及消除蛋白尿的作用。现代药理研究表明多种中药具有免疫调节的作用，如雷公藤具有免疫抑制和免疫调节作用；丹参有免疫抑制功能，活血，改善肾血流；黄芪具有利尿、减少尿蛋白和降低血压的作用及双向调节免疫功能；生地黄对产生抗体的 B 淋巴细胞有一定的抑制作用。同时很多临床研究也表明中西医结合治疗比单纯西医治疗可更有效地控制病情活动，改善临床症状，延缓病情进展。

（2）通过配伍中药可减轻糖皮质激素及免疫抑制剂的毒副作用。如应用免疫抑制剂、糖皮质激素等西药治疗过程中，多表现为热毒炽盛或阴虚火旺证候，此时通过配伍滋阴清热药如生地黄、元参、麦冬，可以减轻这些西药的毒副作用。而如配合益气补血中药如黄芪、党参、白术、当归等可改善免疫抑制剂引起的骨髓抑制症状并提高机体免疫力，避免出现严重感染。

（3）通过配伍中药巩固疗效，避免复发。狼疮性肾炎病情易出现反复，尤以糖皮质激素等药物减量或停药时更明显，故狼疮性肾炎患者应长期配合清温祛湿、健脾补肾中药治疗，以避免西药减量或停药时病情出现反复。

二十四、"截源疏流以祛邪"治疗尿酸性肾病

高继宁认为，高尿酸血症在早期不会出现明显的症状，一直以来人们均未引起足够的重视，直至发生痛风后才会被发现，但大多数人仍然仅仅是着眼于对痛风的防治，而对其引起的肾损害重视不够。由于高尿酸血症与冠状动脉粥样硬化性心脏病、脑血管疾病、肾功能不全以及代谢综合征有着密切的关系，其中高尿酸血症引起的肾损害最为常见，而嘌呤代谢障碍对大多数患者来说，属于先天因素，故通过加强体检，尽早发现高尿酸血症，及时采取饮食或药物干预，可起到早防早治的作用。

中医学中并无"高尿酸血症"的病名，"发则有证可辨，伏则无机可循"，由于无症状型高尿酸血症在古代无法评估，也无特征性的表现，当高尿酸血症引发痛风或肾病时，出现骨关节炎或者尿液浑浊，排尿不畅甚至尿中排出尿酸盐结石引发尿路疼痛时才能给予相关诊断和治疗。依据本病临床表现，可将其归属为"痛风"、"历节"等疾病的范畴。高继宁认为高

尿酸血症、痛风、高尿酸血症肾病究其根本病因病机，则均属湿热为患。患者发病的内因是体内嘌呤代谢障碍，当属于中医素体亏虚，先天禀赋不足的范畴，而高嘌呤饮食则多为中医所称的膏粱厚味。禀赋不足加之饮食不节，则湿热内生，而为高尿酸血症。湿热流动，若积聚于关节阻滞气机，不通则痛，故发为痛风。湿热留于肾脏，煎灼津液，炼而为石，阻滞肾络，日久则损害肾脏。究其根本，调补脾肾不足，戒绝膏粱厚味，清利三焦湿热，当为治疗的根本。

高尿酸血症肾病，病位在肾，其发生常与先天禀赋不足有关，其发展常与肾气受损相关。因此高继宁强调，保护肾气是本病治疗的关键，即使在本病的早期，临床尚无明显的症状表现，也应注重肾气的保护，常以补气药和益肾药相配伍，如党参、黄芪、薏苡仁、杜仲、川断、桑寄生、怀牛膝等；在临床已出现肾虚症状时，更应根据其阴阳亏虚的偏重进行调补，并可相互配伍应用，以阴阳互生，如淫羊藿、巴戟天、肉苁蓉、枸杞子、山茱萸、何首乌、菟丝子等；在临床中以标实为主治以祛邪时，也应遵循保肾气的原则，使邪去正安而不伤正，清利不过用苦寒、祛寒不过用温燥，常以温补肾气和清利药相配伍使用，如羌活、独活、怀牛膝、淫羊藿、狗脊、泽泻、车前子、玉米须等。

在本病的标实中，最常见的病理因素为湿邪、痰浊，治疗应着眼于病邪的来源和使邪有去路。痰湿之产生常与过食肥甘厚腻之品，脾胃健运失职有关，治疗当加强中焦脾胃的运化和消除饮食积滞达到减少病邪产生的目的，常用药以健脾助运药和消食药相配伍，如党参、白术、茯苓、陈皮、薏苡仁、山楂、神曲、鸡内金、焦谷麦芽等。针对湿邪痰浊之去路一则运用萆薢利湿祛浊，祛风通痹；二则可经通利二便而加强排泄，本病的治疗过程中应保证二便调畅，并可适当增加尿量和大便次数，临床用药常重用甘淡渗利之品如茯苓皮、玉米须、泽泻、猪苓、大腹皮、车前子等以利尿，而大便排泄不畅者，常配合消积通腑之品，如大黄、莱菔子、枳实、槟榔等，或以牡蛎、大黄、枳实以保留灌肠，即使日行一次大便者，也可使用制大黄而使大便每日两次，以增加病邪排泄。

高尿酸血症肾病病程长，病机复杂，病情缠绵难愈，需中西医结合长期治疗。在治疗过程中，许多患者苦于西药虽对症治疗效果明显，但费用昂贵，副作用大；中药虽能标本兼治，并可综合调理体质，但汤剂却携带不便，味苦难咽。而膏方有体积小、药味众多可实现多靶点治疗、药物浓缩而含量高、服用方便、口味宜人的特点，可填补中西医治疗慢性病的缺陷，利用膏方的缓调特性，或运脾、或益肾、或软坚、或泄浊等，达到机体整体阴阳的平衡，故高尿酸血症肾病及其他慢性肾脏病都可采用膏方辅助治疗。

二十五、辨证论治高血压性肾损害的临证经验

高血压性肾损害在中医文献中没有此病名，据其临床演变过程属"眩晕"、"水肿"、"虚劳"、"肾劳"、"关格"、"溺毒"等范畴。高继宁认为，高血压性肾损害是因实致虚，以虚为主，正虚邪实，虚实夹杂为基本病机的一类疾病。疾病早期，患者多有肝火、湿热、痰湿等因素，日久实邪耗伤肝肾之阴，阴不潜阳，肝阳上亢，发为阴虚阳亢。肝阳扰动日久，肾脏精血日耗，正气失养，而肾脏瘀血内生，脉络瘀阻，气化失司，湿浊、瘀毒逐渐形成，产生本虚标实的病机特点。

高继宁认为，高血压性肾损害的病机主要是阴不敛阳，水不涵木，高血压属眩晕、肝风范畴，《黄帝内经》云："诸风掉眩，皆属于肝。"若内风扰肾，肾失封藏，则会出现夜尿增

多，蛋白尿。肝为风木之脏，体阴用阳，主升主动，易化风化火，为刚脏。肾为水火之脏，内藏阴阳，主收主藏，为生命之根，五脏之本，肝藏血与肾藏精，精血同源，若肾阴虚损，则水不涵木，肝肾阴虚，阴不制阳，阳化风动，上扰清窍，则头目胀痛，眩晕耳鸣，面红目赤，头重脚轻，故治疗上需滋阴潜阳，滋水涵木。

（1）平肝潜阳：高继宁喜用天麻、钩藤、石决明。天麻味甘，性平，入肝经；钩藤，味甘、苦，性微寒，入肝、心经；石决明味微咸，性微凉，入肝经。高继宁认为，天麻为治风之要药，能入厥阴之经而治诸病；钩藤能入络通心包；石决明为凉肝镇肝之要药，又兼有滋养肝阴之功；三药合用，平肝潜阳。

（2）补肾填精：高继宁喜用杜仲、桑寄生、牛膝。其中杜仲、桑寄生补肝肾，牛膝引血下行，折其上亢之阳，补益肝肾，三药相合，滋补肝肾。

在临证中，若患者出现口干、心烦、眼糊症状加用夏枯草、菊花，高继宁认为，夏枯草能补养厥阴血脉，又能疏通结气，对肝郁化火伤阴者尤其适用；菊花清肝明目。二药现代研究均有降血压作用。

《丹溪治法心要·头眩》中云"此证属痰者多，无痰则不能作眩"，而脾为"生痰之源"，可见脾虚聚湿生痰是导致本病的一个重要因素，但是单纯脾虚聚湿生痰，未必会出现眩晕，只有肝气夹痰上冲，才会导致血压升高。在临证中，若患者形体肥胖，诸生痰涎，舌苔白腻者，高继宁喜用半夏白术天麻汤加减治疗。

痰湿内蕴是导致和加重肾功能损害不可忽视的因素。痰湿久蕴于肾脏，损伤肾气，或耗伤肾阴，以致肾虚亦甚，气化无权，封藏失职，肾失分清泌浊，则蛋白尿迁延难愈。高继宁常加用生地黄、川断、杜仲、桑寄生等滋阴补肾。

本病患者大多为50岁以上中老年人，高血压病程多在10年以上。根据中医学"久病必虚"、"久病必瘀"、"久病入络"的理论，加之年过半百，阴气自半，肾气渐虚，故临床常见气虚血瘀之候。为此，在临证中患者出现头晕，手足麻木者，高继宁临证常采用具有益气化瘀作用的补阳还五汤治之。重用黄芪大补脾胃之元气，使气旺血行，瘀去络通；当归长于活血，兼能养血，因而有化瘀而不伤血之妙；赤芍、川芎、桃仁、红花助当归活血祛瘀；地龙通经活络。大量补气药与少量活血药相配，气旺则血行，活血而又不伤正，共奏补气活血通络之功。

二十六、"滋阴疏肝通淋法"治疗慢性泌尿系感染

以滋阴疏肝通淋为主治疗慢性泌尿系感染是高继宁的主要学术特色，认为慢性泌尿系感染属中医"劳淋"范畴，与现代医学认为免疫功能低下有关。滋阴通淋方以一贯煎为基础，减去了苦寒之川楝子，而酌加疏肝之柴胡，清热解毒之黄柏、苦参、蒲公英、白茅根等，增强了原方"泻下焦之热"的功能。经反复临床验证治疗组总有效率达 86.6%，显著高于单纯西医治疗组，并经实验研究证实该法具有抗炎及免疫调节的双重作用。

慢性泌尿系感染，指急性泌尿系感染急性期症状已缓解，小便涩痛不甚显著，时作时止，腰痛，疲乏无力，且病程在 6 个月以上，常因劳累或感冒引起急性发作者。慢性泌尿系感染具有顽固性、迁延性以及反复发作等特点，是目前临床常见、多发的疾病。本病常常由细菌、病毒等感染引起。若不积极预防与治疗，可引起慢性肾功能不全。近年来许多研究表明，泌尿系感染和宿主之免疫功能相关。慢性泌尿系感染具有免疫功能低下的种种表现，其中主要

包括非特异性免疫反应、特异性免疫反应及多种细胞因子的参与。在非特异性免疫反应中，人体对细菌侵袭尿道有防御功能：①在尿路通畅时，尿液的动力作用能带走许多细菌；②尿液的 pH 低下及尿酸中有机酸含量增多阻碍细菌在泌尿道定植、生长、繁殖；③膀胱黏膜分泌多种杀菌物质；④膀胱表面黏多糖、尿中的寡糖和糖蛋白等可使细菌与黏膜受体的结合受限，抑制其黏附。尿路黏膜的防御功能是人体自卫的重要环节，但有时可被打破。

1. 肝肾阴虚是慢性泌尿系感染的重要病因

中医认为正气存内，邪不可干，邪之所凑，其气必虚，疾病发生的内在因素是正气不足。古代医家认为慢性泌尿系感染病机是肾虚而膀胱热故也，现代文献认识与此基本一致。高继宁认为慢性泌尿系感染多属正虚邪恋，虚中夹实之证。患者或因先天不足，素体阴虚或更年期天癸将竭，或多产，或久病热病大病耗伤肾阴，遭受外邪致病，随着疾病的发展和演变，经历了由虚致实—因实更虚的病理过程，最终表现为本虚标实之证。因此，肾阴虚是慢性泌尿系感染发病的内在基础。在市场经济条件下，生活节奏加快，社会竞争增强，紧张、焦虑及情志抑郁表现更为常见，导致肝气郁结成为疾病发生的常见原因。患者反复泌尿系感染，肝气不舒，郁结日久，气郁化火，火热伤阴，可形成肝阴不足。肝藏血，肾藏精。血与精之间存在着相互滋生和转化的关系，肝血的化生，有赖于肾中所藏之精的作用，而肾精的充盈，亦有赖于肝血滋生，肝阴与肾阴之间息息相通，相互滋生，维持协调与充盈，所谓肝肾同源。肾阴不足，水不涵木，亦可导致肝阴不足，最终导致肝肾阴虚，泌尿系感染反复发作。

2. 湿热伴随疾病发展的始终

发病之初，患者因正气不足，感受湿热之邪，或多食辛热肥甘之品，或嗜酒太过之后，酿成湿热，下注膀胱；或恼怒伤肝，气郁化火，肝郁不舒，火郁于下焦；或是他脏之热，下注膀胱，热邪注入下焦，膀胱气化不利，热与水结，酿成湿热内聚，或泌尿系感染反复发作，湿热留恋，而衍变成慢性过程。若湿热之邪未净，而正气已亏，则形成虚实夹杂之证。肾阴亏虚，气化不利，水道不畅，稍有诱因则湿热毒邪之气侵入，热淫蕴内与水湿互结，肾阴亏虚伴有湿者易于热化，热得湿而愈炽热，湿得热而愈横，湿热胶着，黏滞难化，日久伤肾，肾虚之体易感外邪发病，两者互为因果。高继宁认为慢性泌尿系感染病情易反复多变，迁延日久，缠绵难愈，无不是由湿热致病的特性所决定的。

3. 滋肾疏肝通淋法的确立及验证

高继宁在长期临床实践中观察到慢性泌尿系感染常因过度疲劳，饮水不足及心情不畅等因素诱发，总结出慢性泌尿系感染的中医病理机制为阴虚湿热，认为慢性泌尿系感染以阴虚为本，湿热贯穿始终，其发病是在正气不足肾阴亏虚的基础上，由各种病因促进湿热等病理产物的形成，湿热进而损伤阴津，促进疾病的演变。

根据阴虚湿热的理论，确立了滋肾疏肝通淋的立法原则，以虚则补之，实则泻之为总体原则，以扶正固本为本，同时兼顾祛除病邪，从而达到治疗疾病并预防复发的作用，滋阴扶正以固根本，滋阴与利湿药配伍，养阴不碍利湿，利湿不伤阴液，相得益彰。以滋肾疏肝通淋法为治疗原则组方形成的滋阴通淋方，通过长期临床观察对慢性泌尿系感染显示出良好的治疗效果。其药物组成：生地黄、沙参、麦冬、枸杞子、当归、柴胡、黄柏、苦参、蒲公英、白茅根、滑石、甘草等。方中重用生地黄为君，滋阴养血以补肝肾，再入麦冬、沙参、枸杞子、当归为臣，麦冬、沙参养阴生津；枸杞子、当归补肝血养肝体以和肝用；柴胡疏肝解郁之要药；黄柏、苦参、蒲公英、白茅根、滑石清热燥湿，泻火解毒；甘草调和诸药。诸药合用，共奏滋肾疏肝清热利湿之功。

滋阴通淋方广泛用于慢性泌尿系感染患者的治疗。临床研究及实验研究表明，滋阴通淋方可以调节免疫反应，抑制炎症介质和细胞因子等的释放。该方能有效地缓解慢性泌尿系感染患者的临床症状，且能提高慢性泌尿系感染患者的 T 淋巴细胞亚群，提示本方标本兼治，疗效肯定，且使用安全，无不良反应，是治疗慢性泌尿系感染安全有效的中药制剂。

二十七、"以肾为主，五脏同调"中"见肾不泥肾"的中医辨治

在长期的临床实践中，高继宁认为肾病往往不是某一藏象的功能失司所致，而是五脏之间相互联系、相互影响引起，实则体现了肾病的传变状态。

1. 水肿与肺脾肾的病理状态密切相关

水肿虽与五脏的关系都极为密切，如肺气通调水道，脾气转输津液，肾气化气蒸水，心气运行气血，肝气疏泄条达，以及三焦的决渎职能等，都关乎着水液的运化和转输排泄。水肿的发病机理是由于水精输布失调引起的，水不自行，赖气以动，故水肿一证是全身气化功能障碍的一种表现，也是三焦水道失畅的表现，涉及脏腑也多，但主要与肺脾肾三脏有关。正如张景岳在《景岳全书》中所说："凡水肿等证，乃肺、脾、肾三脏相干之病。盖水为至阴，故其本在肾；水化于气，故其标在肺；水唯畏土，故其制在脾，今肺虚则气不化精而化水，脾虚则土不制水而反克，肾虚则水无所主而妄行。"三者以肾为本，以肺为标，以脾为制，为水肿病机之关键。

水肿在治疗上因感邪的轻重不同，证候不同，累及脏腑异同，选方用药亦不同。但总的原则是采用发汗、利尿、攻逐之法，使水液得以排出体外，而达到消除水肿之目的。《金匮要略·水气病脉证并治》记载："诸有水者，腰以下肿，当利小便；腰以上肿，当发汗乃愈。"由于水肿与肺脾肾三脏有关，在总原则基础上分别从治肺、脾、肾三脏入手。肺气不宣者开肺气通水道，高继宁一般用茯苓、泽泻、葶苈子等泻肺逐水之药。脾失健运、水湿内停者采用健脾利湿之法。脾虚者用参苓白术散加上利水之药；脾阳虚者，温运脾阳利水湿，用实脾饮加减。肾阳虚者可从温补肾阳入手用济生肾气丸合真武汤加减，肾阴虚者可用左归丸加减。另外，水肿的治疗，常配合活血化瘀之法，取血行水亦行之义。在具体治疗时，随证候不同而适当加减。

2. 劳淋与肝肾的病理状态密切相关

从生理上讲，肾主水，主纳气藏精，开窍于耳及二阴，肾病多为脾、肾虚衰，水失健运，湿毒潴留。肝主疏泄，主藏血，开窍于目，肝若能遂其条达之性，气机通畅，实有助于水液的排泄。肝血有赖于肾精的滋养，肾精也不断得到肝血所化之精的填充，精与血是互相资生的，所以有"乙癸同源"、"精血同源"、"肝肾同源"之说。在病理上，肾精与肝血的病变亦常相互联系，相互制约。肾精亏损，可导致肝血不足；反之，肝血不足，也可引起肾精亏损，阴液不足，可导致阳的偏亢；阳偏盛，则要消灼阴液，导致阴的不足，故临床上往往肾阴不足。

劳淋患者每因气分偏盛，情绪激动，肝郁化热伤阴致肝肾亏虚；劳伤过度等亦伤及肾阴，影响膀胱气化，内外邪气难除，湿热下注，可发为本病。女子至"七七任脉虚，太冲脉衰少，天癸竭"，肾功能减退，中医又有"肝主筋"、"肝肾同源"的理论，肾阴虚可导致肝阴虚，

肝肾阴血不足，易致本病反复发作，治疗上多以滋补肝肾为主。

3. 蛋白尿与脾肾的关系较为密切

正常小便不会出现蛋白尿。"肾者主蛰，封藏之本，精之处也"，脾主统摄升清，若肾虚不足，失于封藏，精关不固，精微下泄；脾气虚脾不升清、脾失统摄，均可致精微下泄，蛋白随小便外排而见蛋白尿。尿中蛋白属有形之物，若蛋白尿迁延日久不愈，进一步耗及肾气、损及肾阳，由于精血同源，还可导致血虚、阴虚，而见肾阳虚、肾阴虚诸证，故脾肾两虚，精微失于固摄封藏是肾性蛋白尿的主要病机之一。药物上常选择健脾渗湿，补肾利湿药物。高继宁临证中一般采用平补的原则，鲜用滋腻重浊之品，如健脾每用黄芪、党参、炒白术、生薏苡仁或炒薏苡仁。补肾多用川断、杜仲、桑寄生、牛膝、狗脊以益肾气；旱莲草、女贞子、山茱萸以滋肾阴；枸杞子、桑椹补血；淫羊藿、仙茅、鹿角霜、巴戟天温肾阳。

4. 血尿与五脏的联系

肾性血尿，病位在肾，责之肾失封藏，《素问·气厥论》曰："胞移热于膀胱，则癃溺血。"肾为先天之本，脏腑阴阳之根，肾虚累及气、阴、阳时，均可演变为血尿。脾为后天之本，气血生化之源，有统摄血液运行之力。脾气虚弱，血不循经，发为血尿。心不受邪，劳神太过，耗伤心阴，心火独亢，移热于小肠，灼伤脉络，血渗膀胱，而成血尿。肺为娇脏，易受邪侵，若肺燥伤津，灼伤血络导致血尿。肝藏血，情志变动剧烈，邪入肝胆而化火，肝火过盛，疏泄失司，阴血妄行，血由尿道而出，发生血尿。综上所述，由于五脏相关，不论何脏损伤均可波及于肾而发血尿，正如《证治准绳·溲血》曰："五脏凡有损伤妄行之血皆得如心下崩者渗于胞中；五脏之热皆得如膀胱之移热传于下焦。"因此，肾性血尿病位在肾，责之肾失封藏，然而心主血、脾统血、肝藏血，宣布于肺，施泄于肾，故心脾肝肺有病，波及于肾时，均可出现血尿，临证当仔细辨识之。

总之，高继宁认为人体是一个有机的整体，各脏腑在生理上相互依存，相互协调，病理上则相互影响。"五脏之伤，穷必及肾"，而肾脏有病，必然累及他脏，以致两脏或多脏同病。因此在治疗肾病时，高继宁指出当以治肾为主，兼调五脏，如此才能达到审证求因、治病求本的目的。

二十八、"三焦辨治"法治疗肾脏病

1. 上焦肾病

《灵枢·决气》曰："上焦开发，宣五谷味，熏肤、充身、泽毛，若雾露之溉，是谓气。"上焦为心肺之居。

肺为水之上源，心主火，于水有既济之利，火弱则寒水之气乘之，从而导致上焦肾病，如风水病等。从杂病传变方面来研究，上焦肾病为病变的初期，正气尚未大伤。上焦肾病早在《灵枢·水胀》中就有所描述："水始起也，目窠上微肿，如新卧起之状，其颈脉动，时咳，阴股间寒，足胫肿，腹乃大，其水已成矣。以手按其腹，随手而起，如裹水之状，此其候也。"《黄帝内经》中还载有"开鬼门"的消肿疗法。凡此均是上焦肾病研究的一些古老的记载。后世所归纳的"阳水"亦多为上焦肾病。上焦肾病亦包括现代医学所谓的急性肾小球肾炎、急性泌尿系感染等，上焦虚寒而感受风寒湿邪及君火过旺而致湿热下注可能是上焦肾病的主要病机。

上焦肾病多有神疲、乏力、尿涩、尿痛、浮肿、血压或高或低、蛋白尿、血尿、脉细沉或细弦等证候。

高继宁在临床施治上焦肾病中多以益气利水为主，诚如《金匮要略》所说："诸有水者，腰以下肿当利小便，腰以上肿当发汗乃愈。"仲景又谓："风水，脉浮身重，汗出恶风者，防己黄芪汤主之。"还说："风水恶风，一身悉肿，脉浮不渴，续自汗出，无大热，越婢汤主之。"

上焦肾病在肾病中多属轻浅者，预后似多良好。但切忌用苦寒之品，造成伤正内陷逆传中焦、下焦而迁延难愈。

2. 中焦肾病

《黄帝内经》谓"中焦如沤"，中焦脾胃，主运化水谷之精微，属土。中焦肾病较为突出的本虚状态为脾虚寒，这在《素问·至真要大论》中已有揭示："诸湿肿满，皆属于脾。"中焦肾病又与湿邪有关，如《素问·太阴阳明论》中说："伤于湿者，下先受之。"从传变的角度方面来看，中焦肾病实则是一系列肾病由轻到重的过渡性疾病，临床上最为多见，因中焦肾病涉及脾胃这个后天之本，所以治疗过程中必须首重脾，赖脾胃之功能，使之转轻而愈，因脾恶湿，胃忌苦寒，所以一般来说，在上焦肾病阶段若过用苦寒之剂，或食寒凉滋腻助湿之食品，则甚易伤中而内陷传变为中焦肾病。也有脾虚而直中为中焦肾病者。中焦肾病因脾虚湿重为其主要病机，故病情往往胶固难愈，现代医学所谓的慢性肾小球肾炎、肾病综合征、慢性肾盂肾炎等多类似中焦肾病。

中焦肾病多有浮肿、乏力、纳呆、便溏、贫血、脉沉细、苔白腻、蛋白尿、低蛋白血症、高胆固醇血症等证候。这些证候的出现与中焦脾胃运化水谷精微的功能不足，从而导致人体内湿浊过多的状态有关。故《素问·六元正纪大论》指出："湿胜则濡泻，甚则水闭胕肿。"

高继宁在临床施治中焦肾病中多以益气健脾化湿法为主，古方黄芪建中汤、参苓白术散、十全大补汤等均可根据具体症状加减药味和剂量使用。

《灵枢·五味论》曰："苦入于胃，五谷之气，皆不能胜苦，苦入下脘，三焦之道，皆闭而不通，故变呕。"因中焦肾病的脾胃虚寒状态是主要病机，故忌用苦寒滋腻药，以免克伐中土，亦宜慎食滋腻寒凉食物（如水果、冷饮等）以碍脾胃，中医谓"得胃气则生，失胃气则亡"。因此，高继宁强调中焦肾病于胃气一层尤宜重视。

3. 下焦肾病

《黄帝内经》谓"下焦如渎"，主小便的正常排泄。故《黄帝内经》谓"肾主水"，又谓"膀胱者，州都之官，津液藏焉，气化则能出矣"。下焦为肝肾之府，中焦肾病失治，或迁延日久，内伤房室，外伤形劳过度则肝肾精血益加衰弱，由此便会导致肾虚为湿土所乘的州都不利及一系列阴阳失调的复杂症状，甚至升降气机紊乱及阴阳离决。如《素问·宣明五气》说："膀胱不利为癃。"

下焦肾病古谓肾劳，是肾病中最严重的一个阶段，它多为中焦肾病误治失养而传变所成，预后一般较差。现代医学所谓的尿毒症属于下焦肾病。

因肾为水火精气之脏，内寄元阴元阳，可分肾阴和肾阳二种状态，所以下焦肾病也有命火衰微和肝肾阴虚两种病理状态。

（1）命火衰微：症状多见神萎、乏力、头痛、失眠、少尿、浮肿、贫血、恶心、呕吐、畏寒、纳呆厌食、皮肤瘙痒、消化不良、便溏、脉微细等。出现这些证候是因为本虚严重（包括肾脏器官的代谢功能严重降低），脾土衰弱等病理因素。古方金匮肾气丸、右归丸等则均可加减使用。这类下焦肾病忌用寒冷泄下药物，以免犯虚虚之戒。《黄帝内经》谓"精不足者，补之以味"。所以在使用补肾药物时宜选用一些血肉有情之品，如鹿角胶、海马、海龙等。

（2）肝肾阴虚：症状多见头痛、失眠、贫血、尿少、脉弦大或弦细、注意力不集中、烦躁不安、乏力、高血压，甚则抽搐、神昏。《医醇剩义》曾分析过这类病的病机："肾劳者，真阴久亏，或房室太过，水竭于下，火炎于上。身热、腰疼、咽干、口燥，甚则咳嗽吐血。"现代医学所谓的良性小动脉性肾硬化症（肾性高血压症）发展到晚期一般都属于肝肾阴虚的下焦肾病。水不涵木是其主要病机，古方六味地黄汤、左归饮等均可加减使用。这类下焦肾病一般忌用温阳补火之药，以免竭肝肾之阴。泄下药则易伤肺金，金弱水干，亦非所宜。

《灵枢•五味论》曰："酸走筋，多食之令人癃……酸入于胃，其气涩以收，上之两焦，弗能出入也，不出即留于胃中，胃中和温，则下注膀胱，膀胱之胞薄以懦，得酸则缩绻，约而不通，水道不行，故癃。"故下焦肾病忌食酸味食物。

二十九、中医药治疗血液透析相关性低血压的临床疗效

透析中低血压是血液透析治疗期间出现的严重并发症，透析中反复发生低血压可使肾脏进一步缺血，加速终末期肾衰竭患者残存肾单位减少。且透析中低血压使血流动力学不稳定，心脑供血减少，发生心脑严重并发症的概率显著增加，直接影响患者的长期生活质量和透析效果，是导致患者死亡的主要原因之一。引起透析中低血压的原因很多，如患者年老体弱，原有心血管系统疾病或使心排血量减少的疾病，或重度贫血、低蛋白血症等都可以引起低血压。

高继宁认为中医药参与治疗血液透析相关性低血压有一定的疗效，中医中药参与血液净化治疗，防止或降低患者低血压的发生频率，可提高患者生活质量，延长患者生命，具有积极的意义。高继宁认为，慢性肾衰竭发展到血液透析阶段，肾脏功能往往已经基本丧失，故肾元衰败是血液透析中低血压发病之本。血液透析过程中精微物质进一步丢失，反过来又导致了后天精气的丧失，先后天不相维系，故出现阳气欲竭之乏力，头晕等低血压现象。患者透析间期若摄入水分过多，体重增加较快，则血液透析时若要达到干体重必然脱水过多、过快，阴液短时间大量丢失。患者原已有脾肾衰败，气血先亏，又添阴虚，从而形成气阴两虚之证。气虚则清气不升，阴虚则经脉失充，脑失所养，故发展为头晕、乏力等低血压表现。若患者先有气血亏虚，又因血液透析超滤过多、过快，阴液短时间大量亏损，阳气随阴液脱失，即气随液脱，则会形成阴阳两虚。患者可出现乏力、气短、汗出、腹痛、四肢冰冷等阴阳两虚的表现。

通过长期观察发现，血液透析中经常发生低血压的患者与其他透析患者相比，本虚的程度更为严重，其临床症状以虚证表现更为突出，不仅有脾肾阳虚表现，肝肾阴虚表现亦很突出，而阴阳两虚者更容易出现透析中低血压。低血压患者虚证表现更突出，这可能是因为透析患者本身肾气衰败，而随着透析时间的延长，正气伐伤更严重，加以病久失养，脏腑精津亏损，虚证表现更为突出。且患者本身气血亏虚明显，加上血液透析时短时间阴液丢失，阳气随阴液脱失，气虚则清阳不展，阴液丢失则脑失所养，故可出现透析低血压的相应临床症状。从营养角度看，表现为透析中低血压的患者，往往营养状况更差。在化验检查中，低血压患者的血红蛋白、白蛋白往往低于非低血压患者，故低血压患者更应在进行充分透析情况

下增加蛋白质的摄入，纠正贫血。

血液透析相关性低血压发病急，变化快，若不采取积极有效治疗措施，患者可有生命危险，内服中药汤剂时间不允许，故应采用有效的中药方剂免煎颗粒或中药针剂积极治疗，治疗原则为益气养阴和益气固脱。频繁发生透析中低血压的患者，尤其是平常血压就不高或偏低的患者，在透析间期的治疗非常重要，积极而正确的辨证治疗，可减轻虚弱、乏力等表现，改善生活质量，减少透析时低血压的发生频率。

典型医案

患者刘某，男，49岁，2009年诊断为肾病综合征，3年间给予激素冲击治疗3次，环磷酰胺注射液规律治疗2个疗程，末次于2012年化验血肌酐856μmmol/L，诊断为慢性肾衰竭-尿毒症期，行颈静脉置管术后规律行血液透析治疗，每周3次。

2014年2月20日首诊：刻下症见患者近日透析过程中低血压，常出冷汗，精神可，饮食可，大便正常，舌淡，苔薄白，脉细弱。结合患者舌脉辨证属脾肾阳虚，气血不足，予温肾健脾、补中益气治法。方药：黄芪60g，党参30g，生地黄12g，麦冬15g，五味子15g，升麻6g，制附子9g，桂枝10g，红花15g，甘草6g，10剂，水煎服，每日1剂，早晚分服。

2014年3月2日复诊：服上剂后，患者透析过程中低血压得到控制，继续服用上方15剂，现透析前及透析过程中血压均在正常范围内。

按语：血液透析过程中低血压发生与多种因素有关，直接关联因素有血容量、脱水速度和脱水量、营养状态、起始血压、自律性障碍、个体差异。随着认识的深入，对它的治疗方法也越来越多。此病属中医"厥脱"范畴。高继宁认为，长期血液透析患者久病多有气血亏虚，又因血液透析中超滤过多、过快，阴液在短时间内大量亏损，阳气随阴液脱失，而形成气随血脱之厥证。治疗上以益气固脱，养血复脉为基本原则，方中重用黄芪，与党参伍用，共奏补气之效；生地黄、麦冬、五味子益气养阴；升麻升举阳气；制附子回阳救逆；桂枝温经通脉；红花活血化瘀。诸药合用，共奏甘温益气升阳之功。

血液透析中采用中药制剂能有效改善患者的临床症状，双向调控患者血压，充分发挥中医中药的作用，保证血液透析的正常进行，缓解患者的临床症状，改善患者的生存质量。

三十、中医药治疗血液透析相关顽固性高血压的策略

高血压是维持性血液透析患者常见的并发症之一，高血压对心血管系统及中枢神经系统的不良作用严重影响着患者的预后，在维持性血液透析患者中，心血管疾病是最为常见的死因，因此，良好的血压控制就显得十分重要。但在许多维持性血液透析患者中高血压却不能得到良好的控制。透析高血压是指在透析充分的状态下，患者透析前平均动脉压超过106mmHg，即收缩压大于140mmHg，舒张压大于90mmHg。透析高血压中有一类特殊类型的高血压就是血液透析过程中发生的高血压，它指的是一部分血液透析患者在透析过程中平均动脉压较透析前不但没有下降反而升高，并且这一现象并不能随着血液透析超滤的增加得到有效改善。

高继宁认为，开展中医药治疗高血压等血液透析并发症，提高尿毒症患者的存活率和生活质量具有重要的临床意义，并主张血液透析患者的高血压在中医发病机理和证候特点上既不同于原发性高血压，又与未透析的尿毒症本身有所不同，应区别对待。原发性高血压、未透析的尿毒症与维持性血液透析的尿毒症患者，病机均为本虚标实，但标本虚实的主次有所

不同。简述如下:

1. 未透析的尿毒症

未透析的尿毒症最常见的正虚证候是脾肾阳虚证,其他常见的正虚证候是气阴两虚证、肝肾阴虚证、阴阳两虚证、脾肾气虚证等。常见的邪实证候为湿浊证、水停血瘀证、湿热证。由于体内毒素充盛,患者一般邪实较为明显,可见口中有尿味,面色晦暗,腹胀,恶心,呕吐,头晕,纳呆,胸闷,舌苔黄厚腻,脉滑数而硬等。可兼见倦怠乏力、腰膝酸软、畏寒肢冷、黏膜淡白等正虚表现,但往往与邪实表现混淆,很难完全分辨。此外,也常见血压异常升高,西药使用难以控制,头晕头胀,面红目赤,腰膝酸软,烦躁易怒,头重脚轻等肝风内动的表现。

2. 原发性高血压

原发性高血压是一种以体循环动脉压升高为主的综合征,中医并无高血压病名,仅能根据患者主诉症状,通过辨证分析病因病机,以病机或主证作为病名来认识和论治。本病多属中医"眩晕"、"头痛"等病的范畴,其发病机理多因素体脾虚,多食肥甘致痰湿壅盛,气机升降失常而发为眩晕、头痛。或长期精神紧张,郁怒不解,日久肝气郁结化火而为肝火上炎;肝火上炎日久,耗伤肾脏真阴,阴不潜阳则发展为肝阳上亢。日久则阴损及阳,又可出现阴阳两虚。总体而言,原发性高血压病机特点上以肝为本,肝火日久损伤肾阴,阴不潜阳,肝风内动为主要特点。虽也可以有湿浊、瘀血、气滞等实证表现,但与未透析的尿毒症比较仍较轻,有时有脾肾气虚的表现;但与规律透析的高血压患者比较,则气血两虚程度较轻。

3. 维持性血液透析尿毒症

维持性血液透析尿毒症患者最常见的正虚证候是脾肾气虚证,其他常见的正虚证候是气阴两虚证、肝肾阴虚证、阴阳两虚证、脾肾阳虚证。常见的邪实证候为湿浊证、血瘀证、湿热证、水停证。由于透析可以清除多余的水分、毒素,所以透析中高血压的患者,一般邪实的程度往往比未透析的患者轻,尤其是每周透析三次的患者。但同时,透析耗伤气血阴液,故往往气虚或气阴两虚的程度与未透析患者及原发性高血压患者相比较为明显。对原发病为慢性肾小球肾炎的维持性血液透析患者一般阳虚或阴阳两虚的较为多见,原发病为糖尿病肾病的患者则阴虚或气阴两虚的较为多见。每周透析三次以下或透析间期体重增长较多的患者,毒素水分清除往往不够充分,则邪实证相对较重,应以调整透析处方,增加透析充分性为主,辅以中医治疗。

在治疗思路上,透析较充分的高血压患者,在细辨阴阳虚实的前提下,应重视扶正治疗,包括益气养阴、益气健脾、调补肝肾等。透析欠充分者,在强化透析的前提下,应加强化湿泄浊的治疗。透析中肝素的使用虽有一定的活血化瘀的作用,但久病入络,患者一般内有干血、肌肤甲错、皮肤瘙痒等血瘀表现并不因肝素的使用而消失,故仍应采取活血化瘀法治疗。

三十一、"审症求因"辨治血液透析患者皮肤瘙痒诸症

皮肤瘙痒是慢性肾衰竭维持性血液透析患者常见的不适症状之一,也是透析患者最痛苦的症状之一,主要表现为全身或局部不同程度的瘙痒,瘙痒呈阵发性发作,发作时间和持续时间不等。维持性血液透析是尿毒症终末期主要治疗方法之一,而血液透析性皮肤瘙痒症已成为此类患者最常见的皮肤症状。目前,血液透析性皮肤瘙痒症的发生机制尚未完全阐明,可能与肌酐、尿素氮、尿酸、胍类、磷酸盐等因肾衰竭不能从尿中排出而从肾外途径如肠道、

皮肤中降解，从而刺激皮肤有关。

许多维持性血液透析人群中约有至少60%的患者出现皮肤瘙痒的症状，而出现此症状的原因有很多方面。首先，透析患者由于无法摄入足够的水分，引起皮肤角质层脱水、干燥，进而发生瘙痒；再者由于慢性肾衰竭的患者，体内的毒素无法排出，部分毒素会随着汗腺通过汗液排出，使得皮肤表面蓄积过多的尿素，其尿素水平高达血清浓度的50倍，在高浓度尿素的刺激下，皮脂腺、汗腺萎缩，分泌功能急剧下降，从而出现皮肤继发性瘙痒。大部分透析患者透析不充分，体内毒素日积月累，引起体内微血管病理改变，出现瘙痒现象。透析患者由于长期进行维持性血液透析，透析清除体内分子物质时，将人体的营养物质也会一并清除，加之透析患者需要控制摄入量，因此，透析患者常常会出现营养不良的表现，造成维生素缺乏，使皮肤角质化加重，皮肤干燥进一步加重。

皮肤瘙痒对患者的生活带来不良影响，在维持性血液透析患者中，是造成患者心理疾病的常见病因，因此，能否有效地改善患者的瘙痒，解决患者痛苦，提高其生活质量，有着很重要的意义。本病属中医学"血风疮"范畴。其多由于营血不足，血不养肝，风从内生，血枯致肌肤失养而致瘙痒，以"虚、湿、瘀、风"为基本病机。对此，高继宁临证采用养血活血化浊法，首选当归、生地黄养血活血止痒；赤白芍养血凉血；苍术、薏苡仁清热化湿；黄柏、黄连清热燥湿；白鲜皮清热解毒，除湿祛风止痒；地肤子、苦参清热利湿止痒；蛇床子燥湿止痒；地龙活血化瘀。诸药相伍，共奏养血活血化浊之功。另外配合"开鬼门"的传统疗法，通过药浴，使皮肤腠理开放，吸取清热解毒、凉血止痒之药效，提高治疗效果。

本病可分风湿蕴阻、风寒袭表、血虚风燥与瘀血阻滞四型进行辨治。

（一）风湿蕴阻

证候：维持性血液透析患者，感受风邪，加之体内湿邪较重，风湿阻滞，皮肤出现瘙痒，如抓搔而继发感染，也可出现湿疹样变，舌白苔腻，脉濡。

治法：疏风胜湿。

方药：防风通圣散加减。

防风10g，制大黄6g，荆芥10g，麻黄6g，栀子10g，芍药10g，连翘10g，甘草6g，桔梗10g，川芎10g，当归10g，石膏10g，滑石10g，薄荷10g，茯苓10g，白术10g，蝉蜕10g，白鲜皮10g，地肤子15g。

（二）风寒袭表

证候：周身瘙痒，遇风冷痒剧，得暖痒减，大便溏薄，舌质淡红，苔薄白，脉弦紧。

治法：祛风通络。

方药：消风散加减。

荆芥10g，防风10g，通草10g，蝉蜕10g，苦参10g，苍术10g，当归10g，知母10g，生地黄15g，生石膏20g，白僵蚕5g，甘草5g。

（三）血虚风燥

证候：多见于维持性血液透析数年患者，周身瘙痒，痒如虫行，夜间尤甚，痒不得寐，皮肤干燥，由于反复搔抓，皮肤增厚，上覆细薄鳞屑，伴有神情倦怠、面色苍白、头晕心悸、纳呆、舌质淡红、苔薄白、脉弦。

治法：滋阴养血。

方药：二至丸加减。

当归 12g，防风 12g，川芎 9g，荆芥 9g，白芍 15g，何首乌 15g，丹参 15g，白蒺藜 15g，生地黄 25g，生甘草 6g。

（四）瘀血阻滞

证候：维持性血液透析患者，尤其伴有糖尿病患者，血液为高凝状态，体内血液循环减慢，常年透析，患者心情不畅，出现皮肤瘙痒，常因情绪波动而加剧，口干不欲饮，面色晦暗，口唇色紫，舌质暗或有瘀斑，苔薄白，脉象涩滞。

治法：活血化瘀。

方药：补阳还五汤。

黄芪 30g，当归 10g，赤芍 10g，地龙 25g，川芎 10g，桃仁 10g，红花 10g，陈皮 10g，僵蚕 10g，蝉衣 12g，防风 10g，荆芥 10g。

其他治疗方法：

（1）紫外线光疗：合并皮肤瘙痒的血液透析患者体内肥大细胞的数量明显高于无皮肤瘙痒的患者，而紫外线光疗能减少患者体内肥大细胞的数量，并能导致肥大细胞的凋亡。紫外线光疗常见的不良反应为皮肤发红、烧灼感，故使用时应用面罩局部保护头部。

（2）用凉水擦拭皮肤，局部用护肤霜，皮肤干燥者可予以保湿乳液。

（3）如果瘙痒仅出现在透析中，可考虑改变透析膜类型或消毒方式。

（4）可用 1%麝香草酚、1%薄荷脑溶液等外搽皮肤瘙痒处；各类类固醇皮质激素软膏，如肤轻松等可外涂瘙痒处以治疗局限性瘙痒症。

高继宁认为，开展中医药治疗透析患者皮肤瘙痒症等血液透析并发症，提高尿毒症患者的存活率和生活质量具有重要的临床意义。中医药、西医治疗本病各有所长，西医抗组胺等药物治疗，治疗效果有限、负面作用较大，效果多不理想，结合中医辨证论治，则多可提高临床疗效，减轻患者痛苦。

三十二、尿毒症透析患者抑郁症的中医辨证分型

血液透析是终末期肾衰竭患者重要的肾脏替代疗法，但血液透析并不能完全纠正尿毒症的代谢紊乱，并且随着血液透析时间的延长，透析患者出现的各种心理障碍呈正相关增加。由于肾衰竭的患者不仅要承担在透析过程中出现的身心痛苦，还要承担经济和家庭的压力，多方面的压力引起患者心理状态的改变，导致出现抑郁倾向。

抑郁症是血液透析患者最常见的心理问题，是患者对现实状态的一种悲观和压抑的消极反应，身体的疾病进展到血液透析治疗阶段，改变了患者原有的生活方式，透析成为生活的一部分，对任何人来说都不是一件舒心的事。因此，多多少少都会伴有开始的恐惧和过程中的沮丧，随着病情的轻重和治疗效果的不同，患者的情绪也会跟着大起大落。常常表现为沮丧、伤感、自尊心强、敏感、不愿与人交谈、缺乏自信。因此，在接受治疗时会表现出不良情绪，降低生活质量，导致看病次数增加、住院时间和次数增多、遵医行为差等，严重者出现自杀倾向。

经济收入也是影响血液透析患者抑郁的一个重要因素，随着经济收入的增高，抑郁程度则呈负相关下降趋势。这是由于血液透析仅能改善患者肾脏排出毒素的部分功能，而相对于肾脏的内分泌功能，如促红细胞生成素、维生素 D 的形成，则起不到任何作用。因此，血液透析患者如不采取换肾治疗，就需要终身注射红细胞生成素以及其他肾脏自身无法合成、分泌需额外补充替代的药物。这样，血液透析患者医疗费用的增加，使其经济负担进一步加重，导致心理负荷的增加，产生抑郁情绪。再者，慢性肾衰竭维持性血液透析患者人群以工薪阶层人数居多，本身并不富裕的家庭，赡养父母和抚育子女的压力，也会加重患者的心理压力，增加抑郁情绪。

改善血液透析患者抑郁情绪的措施：首先对患者心理状态给予评估，重视患者的情绪反应，通过交流沟通了解患者的抑郁状态，了解患者在治疗中得到家庭成员的支持情况，得到帮助的来源，以及倾诉烦恼寻求帮助的方式，参加社会活动的情况等，给予相应帮助。其次，与抑郁状态的患者进行积极的沟通和交流。对于不同年龄、文化程度、医疗费用的患者针对其产生抑郁的原因给予必要的护理。鼓励患者树立自信心，增强战胜疾病的勇气。

高继宁发现血液透析患者对疾病预后的担心是影响抑郁发生的主要因素，这主要与慢性肾衰竭尿毒症多个系统受累的临床症状及病情的反复迁延有关。因此，治疗疾病以及疾病的并发症是治疗尿毒症血液透析患者抑郁症的首要问题。

尿毒症血液透析患者抑郁症从中医的角度分为以下证型。

（一）心脾两虚

证候：不思饮食，心悸怔忡，失眠多梦，健忘，大便稀溏，倦怠乏力，或伴有便血、皮下出血，舌淡，脉细弱。

治法：益气健脾，养血安神。

方药：归脾汤加减。

白术 10g，黄芪 15g，党参 12g，炙甘草 10g，当归 15g，丹参 15g，龙眼肉 10g，木香 6g，合欢花 15g，夜交藤 15g，酸枣仁 15g。

（二）心肾不交

证候：久病，思虑过多，抑郁，闷闷不乐，心烦失眠，眩晕，耳鸣健忘，五心烦热，咽干口燥，腰膝酸软，遗精带下，舌红，脉细数。

治法：滋阴降火，交通心肾。

方药：天王补心丹合朱砂安神丸加减。

生地黄 15g，茯苓 10g，五味子 10g，当归 10g，麦冬 12g，柏子仁 10g，酸枣仁 10g，黄连 6g，桔梗 10g，远志 10g，茯神 10g。

（三）肝气犯胃

证候：胸胁胃脘胀满疼痛，呕吐，呃逆，嗳气，胁痛，烦躁易怒，情志郁闷，善叹息，或伴有胃、十二指肠溃疡，胃神经官能症等，舌薄黄，脉弦数。

治法：疏肝理气，和胃降逆。

方药：半夏厚朴汤合四逆散加减。

制半夏 10g，柴胡 10g，茯苓 15g，苏梗 12g，川朴 10g，山栀 10g，连翘 12g，黄芩 6g，白芍 10g，枳实 10g，生姜 3 片，红枣 10 枚。

维持性血液透析患者，诊断抑郁障碍的不到 40%，这其中接受治疗的又有接近 50% 的服用药物剂量低于正常治疗剂量，目前各大医院和医师未给予足够的重视，诊断率低，得到合理治疗和关怀的患者少。因此，我们在治疗过程中不仅仅要重视患者躯体疾病的临床治疗，还应重视患者的情绪变化，强调定期进行心理测试，采取有针对性的干预措施，使抑郁症患者得到早期发现、早期诊断和早期治疗。在透析过程中，进行有效的情绪疏导和健康教育，耐心做好解释工作，从整体上提高医疗质量，治疗上做到技术的精益求精，多鼓励、多关心患者，从而解除患者的情绪困扰，促进和改善患者的心理健康状况，将患者从疾病的痛苦中解救出来，最终提高患者的生活质量。

三十三、治疗肾脏病要做到早发现、早治疗

（一）慢性肾脏病需早期防治

由于慢性肾脏病早期症状不明显，患者容易忽视。肾脏病往往与心血管、内分泌、代谢等疾病相互作用，互为因果，又容易被误诊和漏诊，很多患者没有得到早期诊断和良好的治疗。慢性肾脏病不断进展最终导致终末期肾脏病，需依赖血液透析或肾移植维持生命。

高血压是引起肾脏损害的一个重要原因，高血压可引起肾脏损害，甚至导致尿毒症的发生。但这一点常被忽视。一些高血压患者往往只到心血管科就诊，而不会想到到肾内科行尿液分析，这是一个误区。高血压与肾脏损害可以相互影响，形成恶性循环：一方面，高血压引起肾脏损伤；另一方面，肾脏损伤会加重高血压。一般到高血压的中、后期，肾小动脉发生硬化，肾血流量减少，肾浓缩小便的能力降低，此时会出现多尿和夜尿增多现象。急骤发展的高血压可引起广泛的肾小动脉弥漫性病变，导致恶性肾小动脉硬化，从而迅速发展成为尿毒症。高血压引起的肾脏损害往往十分隐蔽，且进展缓慢，无明显的泌尿系统症状，容易被忽视。而肾脏损害一旦出现症状，治疗就相当困难，尤其是发展到尿毒症阶段时，病情更难以逆转。因此，高血压患者要提高警觉性，注意保护肾脏，防止出现肾损害的情况。

高继宁认为当肾功能开始减退时，有多尿与夜尿的现象，这是一个重要信号。所以要常检查肾功能，做尿蛋白定性、24 小时尿蛋白定量，以了解是否有肾脏损害。

糖尿病肾病是肾脏病中的常见病，已日益引起人们的重视。典型的糖尿病肾病主要病理改变为肾小球硬化。糖尿病肾病的防治应强调早期诊断、早期治疗，在出现以下症状时应高度重视：第一，夜尿增多。糖尿病患者夜尿量增加时，说明肾脏可能已经受累。正常人白天尿量多于夜间尿量，肾小管受累时，浓缩能力下降，夜间尿量增多。第二，水肿。水肿是由于肾脏长期丢失蛋白质，血浆白蛋白水平下降所致。因此，水肿已不是早期糖尿病肾病的表现，而说明糖尿病肾病已存在相当一段时间。第三，高血压。高血压可引起肾脏损害，肾损害也可引起高血压。有高血压的糖尿病患者常常伴有肾脏损害。第四，尿蛋白。有间断或持续尿蛋白出现，说明已是糖尿病肾病第Ⅲ期。

糖尿病肾病最早期的表现是肾小球的滤过率可以增加，双肾体积增大，临床症状无任何表现。目前可用放射免疫方法测定尿白蛋白排泄率，正常值为 20μg/min 以下。如上升至 20～200μg/min，说明已是糖尿病肾病的早期了，即应开始治疗，保护肾脏，延缓肾脏病变的进展。

（二）重视尿常规检查

高继宁强调"定期进行尿检才是及早发现慢性肾脏病最简单、最有效的方法"。而在现实生活中尿常规检查被忽视的现象我们应警惕，抽血、B超、身高、体重……大多数的检查项目，大家都会乖乖地按医生的指示做，但尿常规检查往往却因"尿检麻烦"、"我肾脏没问题"的理由而被无情忽略。重视尿常规检查是关注肾脏健康不可忽视的环节，正常情况下应该每年做一次尿常规检查。在体检时不愿意行尿常规检查的行为更是万万不可取的。尿常规检查异常，是提示肾脏或尿路疾病的第一征象，为进一步的检查提供了重要的线索。通过尿常规检查和肾功能检查，90%的肾脏疾病能在早期被发现。

建议健康人每年行一次尿常规检查，高危人群则要增加监测频率，3个月至5个月检查一次。每年除了行尿常规检查外，还应检查肾功能、肾脏B超，有肾脏病家族史者可增加检查次数。

（三）慎用肾毒性药物

老年人肾脏逐渐萎缩，功能逐渐减退，肾血流减少；儿童肾功能还未发育完全，因此，药源性肾损害特别容易发生在老年、儿童的患者中间。此外，原本已有肾功能障碍者、过敏体质、处于脱水状态的患者，也容易发生药物性肾损害，尤其是同时应用两种或两种以上肾毒性药物的患者，发生肾损害的概率则更高。一旦发生药源性肾损害，将严重影响患者的身体健康，轻则损害肾功能，诱发肾炎；重则造成肾坏死、急性或慢性肾衰竭；严重时甚至可能致命，必须警惕。

因此，肾脏病患者除了应注意避免细菌和病毒感染、过度劳累外，还必须谨慎用药。滥用药物会导致药物性肝肾损害，这对肾功能不全患者更是雪上加霜。中成药或含马兜铃酸的中药如广防己（汉防己可以用）、马兜铃、关木通等禁用。氨基糖苷类抗生素（庆大霉素、卡那霉素、妥布霉素等）主要通过肾脏排泄，肾功能不全患者按常规剂量使用，肾功能也可能急剧恶化发展成尿毒症，甚至出现生命危险。

（四）饮食调理，保护肾脏

肾脏病的饮食调理原则是"保护肾脏"，尽量减轻肾脏负担。无症状蛋白尿或血尿，或各类肾脏病的恢复期，不需刻意限制饮食，只需适量减少蛋白质或盐的摄入即可。对有水钠潴留，而表现出水肿者，应限制水及盐的摄入，尤其伴有心力衰竭、重度高血压者应当采用低盐或无盐饮食，待恢复后再予以进食；蛋白质的摄入以优质蛋白质为宜，至于摄入量应根据病情而定，对肾功能不全者应严格限制，按规定量摄入蛋白质；凡有高血钾或倾向者，应严格限制含钾食物的摄入。

总之，高继宁指出临床上肾脏病起病隐匿，提倡早发现、早治疗，尽可能避免尿毒症及严重并发症的发生。

三十四、治疗肾脏病应及时发现并处理诱发加重因素

慢性肾脏病在发展过程中，往往伴有多种诱发或加重病情的因素。各种不同肾脏病其诱发和加重因素虽有其共性，如感染、贫血、梗阻、高血压、肾毒性药物、水电解质紊乱等，

但每种肾脏疾病又有其特殊性。如何最大限度地消除肾脏病加重的诱因，一直是困扰肾脏病临床医师的一个重要问题，可以说，治疗慢性肾脏病的水平，很大程度上取决于处理各种诱发和加重因素的水平。高继宁在长期临床实践中，对防范和处理各种肾脏病加重诱因，积累了丰富的经验。

1. 先后天同调

肾为先天之本，其功能包括肾主水、藏精、主骨生髓、主纳气等。脾胃为后天之本，气血化生之源，荣养脏腑经络，是人体赖以生存的主要物质前提。肾所藏之精，为先天之精，禀受于父母，与生俱来，是构成胚胎发育的原始物质。后天之精则由脾胃化生水谷精微而成，但必须依赖于先天之精的资助。先天之精又有赖于后天水谷精微的培育和充养，先天之精与后天之精，两者相互资助，相辅相成。

精气夺则虚，肾精亏虚的人，机体抗病能力低下，黏膜免疫功能失常，极易导致外邪入侵而诱发变态反应。同时肾主封藏的功能失常，肾精不固，当外邪引动肝风扰肾时，就会出现血尿、蛋白尿等，从而发展为肾脏病。因此，对于尚未发现肾病而通过体质辨证为肾虚者，应积极重视未病先防，先安未受邪之地。饮食、起居调理至关重要，如避免风寒外感，若有上呼吸道感染及时治疗，适当运动，增强体质，节房劳，畅情志，慎用肾毒之药。再从中药治未病的角度考虑，使用健脾益肾中药预防肾脏病的发生，要注意用药平和，避免过于刚燥，以平调阴阳，恢复气化为重，温以通阳，柔以养阴，温柔相合，刚柔相济，则能阳气自复，阴精自生。

健脾益气常选用黄芪、党参、白术、茯苓、山药、薏苡仁等，益肾固精则选用熟地黄、山茱萸、女贞子、旱莲草、金樱子、枸杞子、芡实、生龙牡等，温肾助阳则选用肉苁蓉、锁阳、补骨脂、益智仁、淫羊藿等。肉桂、附子、阳起石等刚燥之品，除非有明显的阳痿腰痛，畏寒肢冷，舌淡胖嫩，苔白水滑，脉沉迟等严重虚寒指征，一般应少用、慎用。

2. 对湿浊、湿热内盛体质的处理

湿浊、湿热内盛的患者，一般有脾虚运化失健的内因，同时多喜食肥甘，或好饮酒。这类患者常处于倦怠乏力，肢体困重的亚健康状态，舌苔厚腻，脉细软或滑是其特点。湿热内盛即是肾脏病的易感因素，又是肾脏病久治不愈的原因。治疗上，一方面要改善饮食习惯，另一方面要给予适当的药物调理。风能胜湿，肢体困重的人，防风、羌活、蔓荆子等能去表湿，同时可醒脾以化湿。在此基础上，湿浊困脾使用苍术、厚朴、半夏、茵陈、白蔻、藿香等。石韦、白茅根药对是高继宁擅用的清热利湿配伍，既有清热利尿止血的作用，又可有效治疗血尿、蛋白尿。健脾益气法有助于湿浊的疏化，卫外抗邪，减少六淫外邪对机体的损伤，对预防慢性肾脏病患者并发感染尤为重要。

3. 慢性肾脏病以预防感染为要务

慢性肾炎、糖尿病肾病、肾病综合征患者血压、血糖等均可通过规律使用西药进行控制。但患者长期处于正气虚、脾肾阴阳不足的状态，卫外功能往往较弱而容易感受外邪，一旦外感病邪又会引起病情反复或加重，针对这一问题，西药却缺乏有效的治疗策略，部分增强免疫力的药物如卡介苗、胸腺肽等毕竟不适合长期使用。有的肾脏病患者，经过一段时间的治疗本来获得了很好的疗效，患者症状好转，化验指标改善，但一旦复感外邪，伴发外感疾病，则往往前功尽弃而病情再度复发。

针对这种情况，一方面要嘱咐患者注意天气变化，运动要适量，避免感受风寒。另一方

面，在中医治疗的策略上也要调整，中药在使用健脾补肾等药物时，若无明确适应证，一定要避免使用过于燥烈或苦寒败胃的中药。前者如红参、肉桂、附子、鹿茸等，该类药物极易助热化火伤阴，而致咽喉肿痛，口舌生疮，或为淋涩赤热等。如石膏、知母、黄连、龙胆草、黄柏等，临床使用应强调中病即止，切勿过用。若过用寒凉，则脾胃伤败，胃脘不适，恶心呕吐。脾胃一伤则正气必衰，卫外更加无力，必然易招致外感。此外，过于滋腻的药物，如熟地黄、黄精、各种胶类药物，多不易消化，使用时需注意与芳香醒脾药同用，否则同样有碍胃腻膈之弊。

防治外感，也可根据气候特点或患者的舌脉表现加入解表、化湿、润燥之品。如感冒流行季节可加入疏风之品如防风、苏叶、蝉衣、连翘、金银花、鱼腥草等，以预防外感发生。夏季湿重可加入草果、槟榔、薏苡仁、蚕沙等化湿之品。秋季多燥，患者有口干、轻咳可用沙参、麦冬、玉竹、桑叶等润燥之品。冬季气候寒冷易伤人体阳气则常加入淫羊藿、锁阳、肉苁蓉、补骨脂等温阳之品。一旦已经并发感冒或上呼吸道感染，则辨证加入金银花、连翘、牛蒡子、蒲公英、黄芩、鱼腥草、板蓝根、玄参等疏风解表、化痰利咽之品。并发泌尿系感染则加入黄柏、土茯苓、滑石以清利下焦湿热；并发疮疡则加入紫花地丁、蒲公英、金银花、连翘、紫草等以清热解毒消痈。通过及时清除外感之邪，把外邪对肾脏的影响减至最低，就可延缓肾脏病的进程。

4. 活血化瘀法防治肾微血管梗阻

慢性肾炎、慢性肾衰竭，尤其是肾病综合征，患者由于普遍存在气虚血瘀的因素，体内免疫性炎症因子的激活，低蛋白血症、高血脂及激素等药物的使用，极易发生微血管梗阻，而微血管的梗阻又进一步造成肾脏的缺血、损害。所以，微血管梗阻是肾病诱发和加重的重要诱因之一。

微血管梗阻从中医角度看属于瘀血阻络，肾病日久必瘀，若肾虚阴亏，精血不足，脉络空虚，则血因虚而瘀，血流速度减慢而血滞脉络；若肾阳不足，则温煦、推动功能减弱而血流减缓，瘀滞脉络；若阴寒内生，寒则血凝，也将导致瘀阻脉络。而水湿内阻、湿热郁滞将直接影响血液的正常运行而产生和加重血瘀。瘀血又可作为新的致病因素，进一步导致脏腑功能失调，气机阻滞，经络阻塞，水湿停聚等一系列病理变化，使病情加重，因而血瘀又是慢性肾炎持续发展和肾功能进行性减退的主要环节。

各类肾脏病病变局部的病理学改变皆可反映出瘀血的本质。如急性肾小球肾炎多见肾实质的微循环障碍，肾小球毛细血管充血，并有通透性增加，间质细胞和内皮细胞肿胀，增生性炎性细胞渗出，使管腔狭窄甚至阻塞或微血栓形成，致肾脏组织缺血、缺氧。慢性肾小球肾炎呈肾脏弥漫性病理变化。主要表现为肾小球毛细血管内皮细胞增生，血小板凝集，血液凝固形成毛细血管内栓塞，肾小球基膜增厚，进而肾小球发生变性，肾小管和肾间质纤维化，最后发展至肾萎缩。

应用活血化瘀法防治肾微血管梗阻，高继宁常采用当归、川芎、赤芍、丹参等药物，若瘀血较重，阻滞脉络，尚可用水蛭、土鳖虫、炮甲珠等。此外，血行依赖于气的推动，若气虚血瘀，可加黄芪以益气活血。若气滞血瘀，可加香附、乌药以行气活血。当归、川芎为一组补血活血的对药，合用具有养血活血行气之功。赤芍、丹参为一组治疗慢性肾炎血瘀证的常用对药，有调节免疫，清除免疫复合物，减少尿蛋白的作用。加黄芪则与益气活血的传统名方补阳还五汤接近。加用行气药则能更好地调节机体功能，调节免疫，消除炎症因子，故疗效可进一步增强。

三十五、运用膏方治疗慢性肾脏病

膏方，又称膏滋、煎膏，是一种将中药饮片加水反复煎煮，去渣浓缩后，加炼蜜或炼糖及胶类药等制成的半固体剂型，属于中医里八种剂型（丸、散、膏、丹、酒、露、汤、锭）之一。现代研究发现，冬令进补膏方，可起到调节免疫、加强人体免疫功能、增强人体抗氧自由基等作用。

目前膏方已广泛应用于慢性疾病的治疗及调养中，尤其慢性肾脏病服用中药疗效可靠，高继宁根据患者病情"量身定制"膏方调治慢性肾脏病取得了满意的效果。兹将高继宁应用膏方的学术经验简述如下。

（一）膏方与慢性肾脏病

慢性肾脏病病程长，病机复杂，病情缠绵难愈，需中西医结合长期治疗。在治疗过程中，许多患者认为中药汤剂能治本，防治肾病，综合调理体质，却苦恼于汤剂携带不便，味苦难咽。高继宁结合临床诊治情况，认为膏方有体积小、药味众多、服用方便、口味宜人的特点，可弥补中西医法治疗慢性肾病的缺陷，既可辅助西医，间断替代汤剂，又方便患者坚持服用，能有效延缓、逆转肾功能损伤的进展。此外，结合中医"肾气与冬气相通应"，"春夏养阳，秋冬养阴"理论，膏剂作为冬季特色补法借助万物冬藏宜养的时机，利用其缓调特性，或运脾、或益肾、或软坚、或泄浊等，达到机体整体阴阳的平衡。

（二）膏方治肾辨证思路

中医膏方作为中医药的一种重要剂型，最大的特点在于辨证施治及因人、因时制宜的个体化治疗，注重整体调理，可寓攻于补、攻补兼施，针对性很强，即"量身定制"。高继宁认为各种慢性肾病，虽然其临床表现和病理改变不尽相同，但从中医学角度分析，它们的发生不外乎内外二因。正气不足，脾肾亏虚是发病的内因，正如《黄帝内经》所云"正气存内，邪不可干"、"邪之所凑，其气必虚"。外邪侵袭是诱发、加重本病的重要因素。本病病理属性为本虚标实、虚实夹杂。脾肾亏虚为本，湿热、浊邪、瘀血为标，而湿热、浊邪、瘀血既为慢性肾脏病的病理产物，又是引起肾功能损害的致病因素。因此，高继宁应用膏方治疗慢性肾脏病时，在调补脾肾的基础上同时加入理气活血、化湿清热等药配合调治，严重者暂宜先从标治。通常在遣膏方前，高继宁先给患者服用"开路方"，根据患者服后的整体反应精准辨证后，再进行膏方治疗。

1. 量体裁衣，辨证施膏

膏方之制定，应遵辨证施治之法度，循理、法、方、药之程序，不仅能养生保健，更能治病防变。因此，利用药物的偏胜之性，来纠正人体阴阳气血的不平衡，达到"阴平阳秘，精神乃至"，是中医养生和治未病的基本思想，也是制定膏方的主要原则。

膏方一般由 30 味左右的中药组成，属大方、复方范畴，且服用时间较长。因此，制定膏方更应注意针对性。所谓针对性，是指应该针对患者的疾病性质和体质类型，经辨证后配方制膏，一人一方，辨体用药，方能达到增强体质、祛病延年的目的。另外，膏方中多含补益气血阴阳的药物，补阴血之品，其性多黏腻难化，补阳之品多温燥。若不顾实际情况，一味纯补峻补，每每会妨碍气血，于健康无益。故精究配伍，恰当用药，达到补而不滞、补而不腻的效果。

2. 先行开路，打好基础

一般情况患者服用膏方之前需先服"开路方"，调理好肠胃，药物才能吸收起作用。因此被形象地称为"开路方"，开路方以汤剂为多。"开路方"的另一作用是通过试探性的调补，观察服药后的反应，为医生开好调补对路的膏方作准备，开路方通常提前1～2周服用。对于脾胃功能正常的人，或者已服过汤剂有良好效果的患者，可以直接服用膏方，做到及时进补，冀求期效。

3. 循序渐进，缓图起效

膏方，是一种具有营养滋补和治疗预防等综合作用的中药内服制剂，药物选择和组方有别于丸剂、汤剂、散剂等，也有别于一般"补品"。秦伯未尝谓："膏方者，盖煎熬药汁成脂液，而所以营养五脏六腑之枯燥虚弱者。"膏方因人施治，处方在"辨病"与"辨证"的结合下，根据个体差异进行立法组方，实现疗疾（多为慢性疾病）与养生并举，用膏调理不能急于求成，要缓图起效。

另在"调治"上下功夫，实现"固本清源，攻守适宜"。重视膏方中扶正药与祛邪药之间的比例和轻重。

4. 大病大方，与时俱进

清代医家喻嘉言曾说"大病需用大药"。上海裘沛然老中医对大方研究认为："兼备法（大方）并不是一个杂凑的方法，其处方既富有巧思，而配伍又极其精密，这是中医处方学上一个造诣很深的境界。"

现代社会瞬息多变，现代人生活节奏快，压力大，又因自然环境被破坏、污染，道地药材的减少，药材质量的下降，药物的滥用，造成致病微生物的耐药性、抗药性，产生新的致病微生物等，直接导致现代人疾病的多样化、综合化。在一个复杂疑难疾病发生发展中，矛盾无处不在，无时不有，而且其中的矛盾是多方面或多元化的，辨证使用大方，进行多环节、多靶点的整合调节作用，正是解决这种矛盾行之有效的方法。

慢性肾脏病常出现气虚、血瘀、水聚、热毒、积滞等错综复杂的病机，靠以往的用药习惯，往往出现病重药轻，收效甚微的尴尬。高继宁采古方，取今理，病、症、证相结合，清热解毒、滋阴养血、利水消肿、温补肾阳、培补脾气等结合应用，收到桴鼓之效。高继宁认为，疗效才是硬道理，才是医学之本，单治一证，往往顾此失彼，难以力挽狂澜，而多证兼顾，数法并进，则能协同增效，顾全大局。在治疗肾病中用大方大量正是临床工作的需要，患者病情的需要，只要辨证准确，用药得当，常取得显著疗效。

（三）膏方特色临证原则

1. 顾护脾胃

顾护脾胃是高继宁临证治病的一条重要原则。《脾胃论》云："脾胃之气既伤，而元气亦不能充，而诸病之所由生也。"《景岳全书·杂证谟·脾胃》亦强调："凡欲察病者，必须先察胃气，凡欲治病者，必须常顾胃气。"临床上高继宁常把"保胃气"作为判断和治疗疾病的重要原则，每逢遣方治慢性病尤其是慢性肾脏病用药均酌加顾护脾胃之药，既利于滋补药发挥作用，又防闭门留寇之弊。膏方中常佐焦三仙、砂仁，以醒脾开胃，茯苓、白术、豆蔻以健脾利湿，半夏、陈皮以理气健脾和胃。服用开路方时注意，要尽可能祛除湿浊，调理好胃肠功能，也可以在膏方中佐加一些消化护胃之品。

2. 活血化瘀

高继宁遣膏方时继承了名老中医孙郁芝、于家菊教授的学术思想，擅长应用活血化瘀疗法治疗慢性肾脏病。慢性肾脏病持续发展的最终结果是慢性肾衰竭，其过程是肾小球血流动力学的改变和脂质代谢异常致肾实质纤维化，其本质属中医"久病入络"学说，长期的脾肾亏虚和湿浊、水饮、瘀血等病理产物在体内积蓄致气机逆乱、络脉阻滞。因此对肾络瘀阻的干预，是延缓肾衰竭的重要措施。在临床膏方应用中，对血瘀证，当以活血法为主，佐以化瘀，其病主要在经；而对于瘀血症，当以化瘀法为主，佐以软坚散结，其病则主要在络。在用药方面则强调使用虫类搜剔药及软坚散结药，如炮甲珠、地龙、积雪草、桃仁等，瘀血重者适当加三棱、莪术。

3. 和法平调

高继宁认为慢性肾脏病均有本虚标实、虚实夹杂的特质，常出现气虚、血瘀、水聚、热毒等错综复杂的病机，故治疗慢性肾脏病只可缓图，不得骤取，膏方用药强调平和。处方时既要理、法、方、药前后一致，君、臣、佐、使亦需配伍得当，还要做到虚实兼顾、气血同治、寒温得宜，从而达到阴阳平衡，"以平为期"，"以和为贵"。临床治疗中，本虚以脾肾气虚为主，"健脾益肾"为基本治疗原则，常用健脾益气养血药物有黄芪、太子参、党参、白术、当归等；补益肝肾药物高继宁常用灵芝、何首乌、杜仲、川断、桑寄生等。标实以湿热、浊邪、瘀血为主，脾肾两虚、水饮内停，常用猪茯苓、车前子、大腹皮等；化湿泄浊常用半夏、藿香、砂仁、白蔻仁等；通腑泻浊常用大黄等；活血化瘀常用川芎、桃仁、红花、丹参、当归等。

三十六、治疗肾脏病患者的饮食调护

肾脏病往往起病隐匿，是沉默的疾病，隐形杀手。肾脏不像人体其他脏器那样一有病痛就有明显不适的感觉，事实上，"肾脏有病不呻吟"是由其极为特殊的生理结构所造成的。特殊之一：肾具有极其强大的代偿能力，即使肾功能丧失 50%以上，总的肾功能依然可维持在正常范围之内，因此，肾功能受损后还会自感正常；特殊之二：肾脏是由内脏神经支配的，对痛感不明显。所以，当许多人顾及肾脏健康时，已经错过简单调养即可有效改善的时期，而此时肾脏的受损状况已变得非常严重了。因此，如何合理高效地治疗肾脏病，饮食调护也是很重要的。

高继宁认为肾脏病的饮食调理原则是"保护肾脏"，尽量减轻肾脏负担。无症状蛋白尿或血尿，或各类肾脏病的恢复期，不需刻意限制饮食，只需适量减少蛋白质或盐的摄入即可。对有水钠潴留，而表现出水肿者，应限制水及盐的摄入，尤其伴有心力衰竭、重度高血压者应当采用低盐或无盐饮食，待恢复后再予以进食；蛋白质的摄入以优质蛋白质为宜，至于摄入量应根据病情而定，对肾功能不全者应严格限制，按规定量摄入蛋白质；凡有高血钾或倾向者，应严格限制含钾食物的摄入。

三十七、治疗水肿患者的饮食调护

（1）水肿患者脾胃的运化功能不足，宜给清淡易消化的食物。应适当限制食盐的摄入，摄入量应根据水肿程度而定。水肿明显或高度水肿时应忌盐。每日准确而详细记录水肿患者的饮水量及尿量(包括一昼夜饮食中的水分,饮水量及二便排出量),24小时尿量如少于500ml者,要警惕癃闭、关格的发生;呕吐频繁者,要防脱水伤阴。每日测体重1次,了解水肿的增减情况,有助于临床用药和饮食的调整。

(2)预防风邪:水肿患者的病室宜通风,冷暖适宜,要有充足的阳光。外袭风邪易侵袭肺卫,若肺气强,卫外足,就不易被风邪所袭。故平时除酌情加强体育锻炼外,还可常服玉屏风散,以振兴卫阳,固密腠理,起到良好的预防风邪外袭的作用。为了防止重复感邪,病室应经常用食醋蒸熏,或艾叶焚点,进行空气消毒。同时加强卫生宣传,防止感冒的发生。

(3)防止水湿内侵:居处卑湿者,宜迁居高燥处;应避免阴雨及潮湿天外出,避免涉水冒雨,汗出遇水,或穿潮湿衣物等。亦当防止脾胃不足,津液不化,水湿内生。故保护脾胃的功能极为重要,应忌生硬、冷物等,切忌暴饮暴食、过食肥甘之品。

(4)保护皮肤清洁:及时治疗皮肤疮疖痒疹,若有喉痹及乳蛾者,在病情允许情况下,择期清除,以防止疾病反复发作。保持下阴的清洁,勤换衣裤,一旦出现下焦湿热的症状时,应及时彻底地治疗,并适量增加饮水。保持大便通润,是使热毒和湿热外泄的重要方法。水肿患者的皮肤易出汗,保持皮肤的清洁极为重要,若皮肤不洁,继发疮疖,又可使水肿加重。所以经常要用温水擦洗,不要用肥皂或酒精。剪短指甲,以免抓破皮肤。保持床铺及被褥整洁、干燥、平整。

(5)注意精神调养:鼓励患者增强乐观主义精神,消除对疾病的恐惧心理。水肿病程较长,疾病缠绵反复,致使患者常有悲观失望情绪,应加强精神护理,解释七情与疾病的关系,进行乐观主义教育。患者烦躁不安时,应绝对卧床休息,并有专人护理,以防坠床及发生其他意外。轻型及恢复期患者,情绪稳定,可根据体力适当进行活动,如散步、唱歌、听音乐以及下棋等以分散对疾病的注意力。忌欲、节育对预防水肿的复发极为重要。《千金方·水肿》曰:"其房室等,犹三年慎之,永不复发。不尔者,虽瘥复发,复发不可更治也。"《三因极一病证方论》亦指出"法当禁欲"。《神效名方》指出"尤忌房室"。

三十八、治疗蛋白尿患者的饮食调护

我国素有药食同源之说,饮食多样化,合理搭配的科学饮食,有益于疾病康复。《黄帝内经》提出了"五谷为养,五果为助,五畜为益,五菜为充,气味合而服之,以补精益气"的膳食配伍原则。说明人体的营养应来源于粮食、肉、菜等各类食品,所需的营养成分应多样化,只有做到饮食的多样化和合理搭配才能摄取到人体必需的各种营养,维持气血阴阳的平衡。中医学认为:"阴平阳秘,精神乃治。"也就是说,如果人体的阴阳平衡,就不会得病。在药物治疗的同时配合相应的食物进行调补,可以起到相得益彰的作用。在我们常规的限盐,进食优质蛋白,忌油腻、辛辣刺激食物,禁烟等基础上,还有一些食疗方:

(1)食疗方1:党参50g,黄芪60g,红糖少许,粳米100g。参、芪切薄片放锅内,加清水,用中火煮沸取汁,粳米加药汁及清水适量,武火煮沸后,转用文火煮至汁烂成粥。每天2次,每次250g,代食或佐食。适用于急慢性肾炎蛋白尿的治疗。

(2)食疗方2:蚕豆200g,红糖100g,加水煮成500ml。每天早晨空腹时服100ml,并同时吃蚕豆,5天1剂,间隔2天后再服第2剂。坚持服30天。有消除蛋白尿,增加白蛋白

的功效。

（3）食疗方3：芡实15g，茯苓10g，粳米30g。先将芡实、茯苓加水煮至软烂，然后加淘净粳米煮成粥。有健脾固肾，利水涩精之功效，常用于脾肾两虚之水肿，小便不利，蛋白尿者。

总而言之，蛋白尿患者一定要坚持优质低蛋白、低盐、低脂饮食原则。我们在平时的生活中要做好蛋白尿的饮食调护，饮食对于蛋白尿的调理有很大的帮助。

三十九、治疗血尿患者的饮食调护

血尿患者应积极预防感冒，避免过劳，尽量避免剧烈的活动。注意饮食，多吃清淡而富有营养的食物。

应忌食：辣椒、胡椒、肉桂、丁香、人参、白酒、大蒜、生姜、洋葱、茴香、鹅肉、狗肉、羊肉、各种海鱼、虾子、蟹、芫荽、芥末、荔枝、龙眼肉等。戒烟酒。除非水肿明显者，鼓励多饮水，勤排尿，减少尿中盐类结晶，加快药物或结石排泄。

四十、治疗少尿、无尿患者的饮食调护

（1）锻炼身体，增强抵抗力，保持心情舒畅，切忌忧思恼怒。

（2）消除各种外邪入侵及湿热内生的有关因素，如过食肥甘、辛辣，纵欲，过劳等。

此外，泌尿系感染患者的饮食调护应注意以下几项。

（1）多饮水、勤排尿（2～3小时排尿1次）是最实用和有效的预防方法。注意阴部的清洁。

（2）宜食清淡、富含水分的食物；忌辛辣刺激、温热性食物；忌烟酒。

（3）适当锻炼，增强体质，提高机体的防御能力。调节情志，保持心情舒畅。

（4）尽量避免使用尿路器械；如需要留置导尿管，必须严格执行无菌操作及有关护理规定。

四十一、"三分治疗七分养"非药物治疗消渴肾病

"三分治疗七分养"非药物治疗在消渴肾病防治中起着非常重要的作用，介绍两种高继宁经常讲给患者学习的人体自身调理方法。

（一）自身补肾法

每晚临睡前将两手背紧靠腰部，仰卧于床上，5～10分钟后，其热感会逐渐传遍全身。开始时，双掌被腰压住会出现麻胀现象，3～5天后即可适应消除，双腿会感到轻松灵活。酗酒的人，脑门还会渗出汗珠，有的腰部会出汗。这是因为人的两手外劳宫紧贴二肾后，双掌的热量直接温煦了二肾，将肾内虚寒之气逼出，通过运行，变成汗水排出体外。尤其是晚上10点半至11点，是亥时尾、子时头，此刻地气最旺，地气通过内劳宫吸入，穿过外劳宫直接注入二肾，伴随二掌的热量和五行之气，温煦二肾。

1. 内劳宫穴

定位：在手掌心，当第2、3掌骨之间偏于第3掌骨，屈指时中指尖处。

取穴：握拳屈指，中指尖所指掌心处，在第2掌横纹稍下方，偏于第3掌骨侧处，按压

有酸胀感，即为本穴。

2. 外劳宫穴

定位：在手背第 2、3 掌骨之间，掌指关节后 0.5 寸。

取穴：抬臂俯掌，在手背第 2、3 掌骨之间，从掌指关节后量半横指处，即为本穴。

主治：消渴肾病合并以下症状：①心痛、心悸；②口疮、口臭、黄疸、食欲不振；③手癣、手指麻木；④高血压；⑤手背红肿、手指麻木等。

（二）经常掐一掐跟腱效果更好

跟腱的外侧和内侧，有一对重要的穴位，一个是肾经上的太溪穴，一个是膀胱经上的昆仑穴。将手指放在跟腱的内外侧，以跟腱为中心，两个手指对掐，相当于同时补了两条经络，事半功倍。

1. 太溪穴

定位：在足内侧，内踝后方，内踝尖与跟腱之间的凹陷中。

取穴：坐位垂足或仰卧位，由内踝尖向后推至与跟腱之间的凹陷中（大约当内踝尖与跟腱之间中点），按压有酸痛感，即为本穴。

2. 昆仑穴

定位：在外踝后方，外踝尖与跟腱之间的凹陷处。

取穴：正坐垂足着地或俯卧位，在外踝尖与脚跟的跟腱之间可触及一凹陷，按压有酸胀感，即为本穴。

主治：消渴肾病合并以下症状：①头痛、目眩、咽喉肿痛、齿痛、耳聋、耳鸣等肾虚性五官疾病；②月经不调、遗精、阳痿、小便频数等泌尿系统疾患；③腰脊痛及下肢厥冷、内踝肿痛；④气喘、胸痛、咯血等肺部疾患；⑤失眠、健忘等肾精不足证；⑥后头痛、项强；⑦甲状腺肿、脚气、鼻出血、痔疮。

四十二、"望舌诊病"

高继宁在诊治病患的过程中，搭脉、看舌是首要的辨证方法，也总会被提问"这是什么舌"，他总感慨舌头是人体内脏器官的一面镜子，人体的很多疾病都可从舌象反映出来，舌诊在中医望诊中占有重要地位。

（一）看舌苔

舌苔由胃气所生，而五脏六腑皆禀气于胃，一般认为心肺居于上，所以舌尖代表心肺；脾胃居中，舌中代表脾胃；肾居于下，舌根代表肾；肝胆均居于躯干的两侧，所以舌左边属肝，右边属胆。常见舌苔如下所述。

1. 薄白润苔

苔质滋润，干湿适中，透过舌苔能见到淡红舌质，称为"薄白润苔"。提示胃气旺盛，津液充盈，这是正常人的舌苔。

2. 白苔

白苔多为寒，要注意的是热证也会有白苔，特别是肺热，肺主白色，肺热之白苔是较常见的，如何区别是寒证还是热证，辨别方法很简单，就是湿和燥，如果是湿的白苔，多数是寒证；如果是燥的，比较干涩，多数是热证。

3. 白厚腻苔

白厚腻苔，舌苔白腻，中部较厚，提示体内有湿，水湿停聚，血行凝滞不畅，多因脾阳不振，寒湿痰饮停聚所致。

4. 黄腻苔

黄腻苔多见于湿热、痰热、食滞化热、暑温、湿温等，舌苔淡黄厚腻，胸闷，纳呆，提示体内有湿热，脾失健运。

5. 剥苔舌

剥苔舌，一般主胃气不足，胃阴枯竭或气血两虚，也是全身虚弱的一种征象。舌红苔剥多为阴虚；舌淡苔剥或类剥苔，多为气虚或气血两虚。剥苔范围的大小，多与气阴或气血不足程度有关。剥脱部位，多与舌面脏腑分布相应，如舌苔前剥，多为肺阴不足；舌苔中剥，多为胃阴不足；舌苔根剥，多为肾阴枯竭。

（二）看舌色

1. 正常舌

正常舌舌色淡红鲜明，舌质滋润，舌体大小适中，柔软灵活；舌苔均匀、薄白而润，简称"淡红舌，薄白苔"。

2. 淡白舌

淡白舌多见于阳虚寒盛、气虚血少之证。舌色淡白，提示体内偏虚。

3. 暗红舌

暗红舌舌发暗颜色发红，多为心火郁积，提示体内有热。

4. 青色舌

青色舌舌体颜色有青色，多提示体内有寒，或者说血液的运行受阻，体内有瘀血。

（三）看舌体

1. 胖大舌

胖大舌舌体较胖，较大，提示体内阳气不足有湿气。

2. 肿胀舌

肿胀舌舌体肿胀，可能是中毒的表现，已经比较少见了，若出现建议立马就医。

3. 瘦小舌

瘦小舌舌体瘦小发红，提示体内有热。

4. 歪斜舌

歪斜舌舌伸出后偏向一侧，多见于中风的患者。

舌反映的信息较多，需要结合舌苔、舌苔的分布、舌色、舌体综合判断。

四十三、从肾虚痰湿论失眠

失眠，是以经常不能获得正常睡眠为特征的一类病证。中医称失眠为"不寐"，"卧不安"，"目不瞑"，"不得卧"或"不得眠"等。病轻者入睡困难，早醒，醒后不能入睡，易惊醒；病重者夙夜难眠、辗转反侧，使人头晕头胀，兴趣索然，精神萎靡，记忆力下降等，大大降低了人们工作效率及工作积极性，其则严重影响了人们的生活质量。失眠的病因很多，从中医上讲，常见的主要为阴虚火旺，心肾不交，心血不足，肝郁化火，痰热内扰等。

慢性肾脏病是指各种原因引起的慢性肾脏结构和功能障碍（肾脏损害病史大于3个月）。中医主因先天禀赋不足或劳倦太甚、饮食不节、情志不遂等引起肺、脾、肾虚损，气血阴阳不足所致，又常因外感风、寒、湿、热之邪而发病。由此内外互因，以致气血运行失常，三焦水道受阻，继而形成瘀血、痰热、湿浊等内生之邪，损及脏腑，如此虚虚实实形成恶性循环，使病程缠绵难愈。

现总结高继宁关于慢性肾脏病中痰湿因素导致失眠的中医诊治心得。

痰湿既是慢性肾脏病的病理产物，也是慢性肾脏病不断发展的致病因素。随着病情的发展，三焦水道不通，产生的痰湿瘀阻了气血运行的通道，从而导致人体气机的失常，导致局部的气血分配不均衡。气偏多的地方就是"气有余"，"气有余就是火"，加上如果痰郁在人体的中上焦，就容易导致心脏的火无法顺畅地下达，郁积在上，导致上焦火热过多，影响了心神，就会导致失眠。气血分布偏少的地方心血失养亦会失眠；久病后气血因痰湿阻滞不能上达于心，心血不足亦会导致失眠；久病入络便致瘀，瘀血不去心血不生，全身气血更是少之又少，心血自然更不足，导致失眠。同理，很多慢性病导致的失眠，痰湿是很重要的一个因素。

治疗痰湿失眠经典方为温胆汤。

温胆汤出自《三因级一病证方论》，由半夏、枳实、陈皮、竹茹、甘草、茯苓组成，"上锉为散。每服12g，水一盏半，加生姜五片，大枣一枚，煎七分，去滓，食前服"。现代用法：加生姜5片，大枣1枚，水煎服，用量按原方比例酌减。由此可见，温胆汤的全部药物组成是：半夏、枳实、陈皮、竹茹、甘草、茯苓、生姜、大枣。

其主治：胆郁痰扰证。症见：胆怯易惊，头眩心悸，心烦不眠，夜多异梦；或呕恶呃逆，眩晕，癫痫。苔白腻，脉弦滑。

如果心烦失眠严重，可以加黄连，称为黄连温胆汤。黄连清热除烦力量很强。

温胆汤治疗痰热失眠的关键指征：①胆小易受刺激；②舌苔厚腻。

四十四、从"以肾为本"来看"正气存内，邪不可干"

在抗击新冠肺炎疫情的战斗中，强化中西医结合，中医深度介入诊疗过程，已经成为医疗救治的一个鲜明特点。中医药在阻断轻型患者向重型患者发展方面取得积极成效。新冠肺炎的中医治疗针对寒和湿，注重调节机体平衡，提高自身免疫力，对抗"疫戾"之气。在《新型冠状病毒肺炎诊疗方案（试行第九版）》中，针对临床治疗期确诊患者推出了中医治疗通用方"清肺排毒汤"，用于改善患者发热、乏力、咳嗽、咳痰、气短等症状，使其"正气存内，邪不可干"，从而阻断病情进展，大大降低了重症转化率、病亡率。

在高继宁的带领下，让我们重温中医经典，结合实践去领悟"正气存内，邪不可干"的含义。

在《素问·刺法论》中有这样的对话："黄帝曰：余闻五疫之至，皆相染易，无问大小，病状相似，不施救疗，如何可得不相移易者？岐伯曰：不相染者，正气存内，邪不可干，避其毒气。"

可见此处的核心问题就是在说疫病。记载中古代疫病的普遍传染与症状相似特点与今天新冠肺炎均相符合，在治疗上黄帝提出了"不施救疗，如何可得不相移易"的问题。可见不论是在古代还是医学不断进步的今天，此类烈性传染病是不容易找到有效治疗药物的，故传播迅速，救治很难满足需求。因此，如何切断疾病感染传播，才是治疗的根本途径！故此，岐伯的回答是："不相染者，正气存内，邪不可干，避其毒气。"

可见正气的存在至关重要，正气既然能抵御病毒，说明我们免疫系统的能力足以跟病毒抗衡。高继宁从中医学角度分析得出"免疫力"与卫气有关。卫气最主要的来源是先天的肾精。肾精指储存在脊髓里、脑髓里的基本物质，这些物质储备得充盈，在关键时候又能被调动（这个过程称炼精化气），那人的卫气就是充足的。如果肾精不足的话，人就会变得很虚弱。这里就明确表明"肾"在维护一身正气，抵御外来侵袭时发挥着重要的作用。同时高继宁指出，在疫情期间，如果单纯为了提高人体的免疫功能，大量的使用补气、补血等措施，但结果却没有起到很好的疗效，其原因在于忽视了补肾。人体的正气也就是免疫机能依赖肾的虚实，也就是人们常讲的"肾虚是病之源头"。中医学认为，免疫功能是肾的精气范畴，"正气盛，邪不可干"，只有人的精气充足，血脉旺盛，身体强壮，才不会被外来的病邪侵袭，才能维持人体的生理机能正常运行。

四十五、抵抗"疫疠"之气，"正气"的保养至关重要

精、气、神被中医学家称作人的"三宝"，只有精、气、神三者旺盛，人体才能维持体内器官功能正常，抵御外邪。因此，保养正气，就是保养精、气、神。而肺、脾、肾等五脏可以藏精化气生神，故保养正气也就是调养肺、脾、肾等脏腑。

1. 护肾保精，扶正固本

精是生命的根本，而肾主藏精，精气的盛衰直接影响人体功能的强弱，关系到衰老的速度，故有"人之有肾，如树之有根"之说。扶正固本，多从肾入手，将护肾保精固本作为养生的基本措施。现代医学研究认为，肾与垂体、肾上腺皮质、甲状腺、性腺，以及自主神经系统、免疫系统等都有密切关系。调养肾精的方法，要从多方面入手，如节欲保精、运动保健、食疗补肾、药物调养等。通过调补肾气、肾精，可以协调其他脏腑的阴阳平衡。肾的精气充沛，有利于元气运行，增强身体的适应调节能力。

2. 调理脾肺，益气扶正

脾胃为后天之本、肺为气之本，人出生后依靠脾胃化生水谷精微和肺所吸入的清气来充养人体精气，为人体生命活动提供物质基础。益气扶正强调通过调理脾肺，使化源充足，正气充沛而达健康长寿的目的。现代研究证明，脾肺功能与消化系统、呼吸系统、免疫系统、血液循环系统、神经系统、泌尿生殖系统等都有密切关系。调理脾肺，能有效地提高机体免疫功能，并能对整个机体状态加以调整，防衰抗老。肺脾是生命之基、健康之本，历代医家和养生家都十分重视肺脾的护养。

3. 慎避邪气，正气安和

中医发病学说虽然强调内在正气的主导作用，但邪气一旦侵犯人体，必然引动正气抗邪，从而会扰乱脏腑组织功能，耗损人体精气。因此，强调避邪才能使机体得以安正。

综上，目前抗击疫情我们只有提高全民"正气"，才能使"邪气"无机可乘。

四十六、从"脾"论治消渴肾病，其理可循，其效可观

消渴肾病，是继发于"消渴"的肾脏疾病，包括"消渴"继发的"水肿"、"肾劳"、"关

格"等，与古代文献中的"肾消"密切相关，相当于现代医学的糖尿病肾脏疾病。其早期症状不突出，仅表现为尿蛋白排泄率增加；中期可以表现为尿多泡沫、水肿等，化验肾功能指标尚正常，尿常规检查出现蛋白；晚期肾功能损害不断加重，失代偿期可以表现为乏力、腰腿酸痛、夜尿频多、水肿、食欲减退、面色无华、爪甲色淡等，甚至可以表现为恶心呕吐、大小便不通，出现多器官、多系统损害，酸碱平衡失调，水电解质紊乱，终成中医"关格"危候。

消渴多因肥甘厚腻长期积滞胃中，蕴热化燥，伤阴耗津，导致脾虚失运。一方面脾虚生化无源，无以濡养先天之本"肾"，故肾失开阖，膀胱气化失司，精微外溢；另一方面脾虚不运水湿，郁久化热，湿热瘀阻生浊，损伤肾络，故日久发展为消渴肾病。

从现代医学理论来看：胰腺属中医"脾"的范畴，中医理论中的"脾主运化"包括胰腺外分泌及部分内分泌功能，脾消化吸收水谷精液的升清功能，相当于胰腺的外分泌功能，糖尿病时胰岛素绝对和相对不足，脾运化水谷精微功能不足，产生以脾虚为主要表现的各种糖尿病症状，故脾虚是消渴的主要病机，"脾虚湿停"，"郁久化热"，"久病必瘀"，"湿热瘀久生浊"，脾为后天之本，无以濡养先天之本"肾"，脾失统摄，肾失开阖，精微外溢，日久发展为消渴肾病，其病因病机以脾肾两虚为本，湿瘀互阻为标多见。食物中糖类、脂肪、蛋白质及各种微量元素通过胰腺分泌的各种酶类消化吸收和利用，为整个机体提供营养，其中胰岛素具有合成糖原和分解的作用，是人体能源利用的原动力。脾运化水谷精微升清降浊，内至五脏六腑，外达四肢百骸、皮毛筋骨。如果胰腺功能失调，不能分泌各种消化酶而使机体无法获得营养，就如同脾虚之气血生化不足，津液匮乏，故而产生消渴肾病早期的多饮、多渴、多尿、疲乏等症状，随着进一步脾虚不能升清，水谷下注，出现蛋白尿，累及肾脏导致消渴肾病的发生。

高继宁临床实践中总结出消渴肾病主要以脾肾两虚，湿瘀互阻为主要病机，故拟补肾益气活血，祛风利湿化浊为主要治疗原则，研制出科室协定方（益肾汤2号）：黄芪、丹参、全蝎、地龙、山茱萸、金樱子、薏苡仁、石韦、白茅根、虎杖、六月雪、青风藤、半枝莲、鬼箭羽、玉米须、白花蛇舌草、砂仁。

同时根据临床不同证型总结治疗方案如下。

1. 辨证选择口服中药汤剂或中成药

（1）气阴虚血瘀证

治法：益气养阴，补肾化瘀。

方药：益肾汤2号加减。黄芪、丹参、全蝎、地龙、山茱萸、金樱子、薏苡仁、石韦、白茅根、虎杖、六月雪、青风藤、半枝莲、鬼箭羽、玉米须、白花蛇舌草、砂仁。

（2）阳气虚血瘀证

治法：益气温阳，补肾化瘀。

方药：右归丸合降糖活血方加减。附子、肉桂、杜仲、山萸肉、菟丝子、鹿角胶、熟地黄、山药、枸杞子、丹参、川芎、郁金、红花、泽兰、益母草、当归、赤芍、白芍、木香。

（3）阴阳俱虚血瘀证

治法：滋阴助阳，补肾化瘀。

方药：金匮肾气丸合降糖活血方加减。炮附子、熟地黄、山茱萸、泽泻、肉桂、牡丹皮、怀山药、茯苓、枸杞子、五味子、丹参、川芎、郁金、红花、泽兰、益母草、当归、赤芍、白芍、木香、葛根。

中成药常用肾炎康复片，肾舒颗粒。

2. 辨证选择中药注射液静脉滴注

如肾康注射液，黄芪注射液，疏血通注射液。

3. 其他疗法

中药熏洗：根据中药从皮肤吸收的原理和内病外治法，选择能经皮肤吸收的活血、通络、祛风、除湿、止痒、解毒等药物组方，方证相应，以水煎提取药液，患者以药液热浴，以达到标本兼治，整体施治的目的。

四十七、骨刺的形成多源于肾虚

临床上，好多中老年人会出现脚后跟痛，骨关节痛等，就诊骨科，被诊断为"骨刺"。骨刺不需要做手术，但患者多数不能忍受疼痛，临时服用一些止痛类西药或者中成药。那究竟什么是骨刺？又有什么办法能缓解呢？在高继宁的临诊中，我们开始逐渐了解，"骨刺"是骨质增生的俗称，不完全由骨头构成，并不尖锐，称为骨刺也"名不副实"。骨刺不是病，而是医学影像上一种症状表现的俗称。

1. 骨刺的形成原因是什么呢

随着人年龄的增长，人的骨骼、关节、关节周围的肌肉、韧带、软骨等会发生退行性变化，骨头、关节的稳定性就会下降。机体为了适应这些变化，通过骨质增生的方式形成"骨刺"，从而增加骨骼的表面积，减少骨骼的压强，重新找回骨骼和关节稳定性。可以说骨刺的出现是在人体自然衰老过程中产生的。

2. 骨刺的临床表现有什么呢

骨刺形成比较缓慢，无全身症状，受累关节可有持续性隐痛，疼痛不很严重，常在活动增加、气温下降时加重，休息和保暖后好转。有时还可有急性疼痛发作，伴关节僵硬感，偶尔也可发现关节内有摩擦音。尤其久坐上班族，伏案或操作电脑时间过久，就会加重关节僵硬症状，适当活动后会好转，有人称之为"休息痛"。骨刺严重时关节肿胀、增大及出现运动受限，影响生活与工作。

3. "骨刺"与"肾"又有什么关系呢

高继宁认为，肾主骨，西医骨骼系统的疾病往往与肾有密切的关系。骨刺主要由于年老体衰，肾气亏损，骨髓外溢，筋脉不通，瘀血阻络所致，属于本虚而标实之证，故治疗上多采用补肾活血、软坚散结法。由于本病往往虚实夹杂，证候复杂，常规的单一治疗方法疗效有限。常需要配合中医外治法，诸如针灸推拿、灸疗、药浴等，则可达到事半功倍的效果。

4. 关节骨刺预防从何着手

（1）防寒保暖：诸寒收引，皆属于肾，肾上有邪，沉于两腘。骨关节对于寒冷潮湿十分敏感，寒冷潮湿会刺激关节周围组织，引起疼痛。与男性相比，女性爱美，喜欢穿裙子或单薄的裤子，不利于保暖，所以女性骨刺的患病率更高。

（2）避免长期剧烈运动：长期、过度、剧烈的运动是诱发骨质增生的基本原因之一。过度的运动使关节面受力加大，磨损加剧。长期剧烈运动还可使骨骼及周围软组织过度地受力及牵拉，造成局部软组织的损伤和骨骼上受力不均，从而导致骨质增生。

（3）适当进行体育锻炼：适当的运动，特别是关节的运动，可增加关节腔内的压力。有利于关节液向软骨的渗透，减轻关节软骨的退行性改变，从而减轻或预防骨质增生，尤其是关节软骨的增生和退行性改变。

（4）及时治疗关节的损伤：关节损伤包括软组织损伤和骨损伤。关节的骨质增生经常与关节内骨折有直接关系。由于骨折复位不完全，造成关节软骨面不平整，从而产生创伤性关节炎。对于关节内骨折的患者，如果能够及时治疗，做到解剖复位，完全可以避免创伤性关节炎和关节骨质增生的发生。

（5）减轻体重：体重过大是诱发脊柱和关节骨质增生的重要原因之一。超重的体重会加速关节软骨的磨损，使关节软骨面上的压力不均匀，造成骨质增生。因此对于体重超标的人，适当地减轻体重可以预防脊柱和关节的骨质增生。

（6）中医药防治：骨刺多来源于肾虚，应用补肾活血法对骨刺的预防治疗有益。还有一些非药物治疗技术在骨刺的防治中起到辅助治疗作用。

四十八、复溜穴——人体自带的六味地黄丸

"六味地黄丸"是中医肾脏病临床中的常用成药，高继宁辨证运用中也常采用六味地黄丸的加减辨证，在滋阴补肾中以其独特的"三补三泻"而成为中医经典处方之代表。每当遇到此类辨证的病患，高继宁会提及经络学中的一个穴位：复溜穴。

复溜穴出自《灵枢·本输》，别名昌阳、伏白、外命，属足少阴肾经，经穴。复溜之意：复，再也；溜，悄悄地散失也。意指肾经的水湿之气在此再次吸热蒸发上行。本穴物质为照海穴传输来的寒湿水气，上行至本穴后因其在此再次吸收天部之热而蒸升，气血的散失如溜走一般，故名复溜。

复溜穴在小腿内侧，太溪上2寸，跟腱前缘。取穴时，可以保持正坐或者仰卧位，于脚踝内侧中央上二指宽处，胫骨与跟腱间。

复溜穴的功效是补肾滋阴、利水消肿，改善肾功能，缓解肾功能失常所产生的症状。

复溜穴是调节肾经的一个杠杆，是一个枢纽。主治病证：①水肿、汗证（无汗或多汗）等津液输布失调病证。②腹胀、腹泻、肠鸣等胃肠病证。③腰脊强痛，下肢痿痹。④眼疾，如白内障、青光眼、飞蚊症、眼睛胀痛、上眼睑无力等。⑤哮喘、血压高，但需要复溜穴和尺泽穴、太溪穴配合使用。常服用中药的人都知道，中药需要配伍，即将一些同类型的药相互搭配使用，效果会更好。高继宁指出：经络也一样，经络穴位要想产生好的效果，也要配合使用。治疗哮喘、血压高可先揉尺泽穴，再揉复溜穴，最后揉太溪穴。

复溜穴被称为人体自带的六味地黄丸，每天揉按3～5次，每次2～3分钟，以产生酸胀感为宜。如果每天总是腿脚酸胀，或者需要抬高下肢才觉舒服，需要经常艾灸复溜穴。

此外，高继宁还提示冬季温度下降，根据中医药知识，肾脏病患者在日常生活中应该注意以下方面：

（1）少吃生冷寒凉食物：冬季仍有不少朋友热衷于生冷寒凉食物，而寒凉食物最伤脾胃，导致脾阳不足，影响食物的运化，导致气血不足。平时可以多食用具有温胃散寒、健脾养胃功效的食物，如生姜和大枣等。

（2）注意保暖。

（3）保证充足的睡眠：冬季温度低，血液循环系统处于"亚兴奋"状态，中医讲究春发

夏长秋收冬藏，冬天应该是一个养精蓄锐的季节。冬季养生要保证充足的睡眠，这样有益于阳气潜藏，阴津蓄积。

（4）适度运动：冬季气候寒冷，适量运动可以加速血液循环，促进新陈代谢，强化心脏功能。

四十九、水泉穴，肾经的保健穴

水泉穴位于内踝后下方，当太溪穴直下1寸，跟骨结节内侧凹陷中，是足少阴肾经的郄穴。

水泉穴出自《针灸甲乙经》。水，水液也；泉，水潭也。本穴意指肾经水液在此聚集形成水潭。本穴物质为大钟穴传来的地部经水，在本穴聚集后如同水潭，故名水泉。郄，孔隙也，本穴只有极少的满溢之水外传照海穴的高位，经水的运行如从孔隙中输出一般，故为肾经郄穴。主要治疗月经不调、痛经、经闭、阴挺等妇科、前阴及本经脉所过处的疾患（如小便不利、淋证、血尿）。肾为水脏，受五脏六腑之精而藏之。养肾，就是养藏，把阳气闭藏起来，使不外泄。

来高继宁门诊就诊的患者不乏有这样的烦恼："刚上完厕所，没有两分钟又有尿意，每次却只能尿出一点。"去医院检查，一般会被诊断为泌尿系感染。高老指出：经常按揉水泉穴可改善这种症状。

寻找水泉穴时，可以保持坐位垂足或仰卧位，可在内踝高点和足跟连线的中点四周寻找压痛点，用手指的指关节进行按揉，也可以一边用艾条艾灸一边按揉。通过按揉可起到清热益肾，通经活络的作用。

具体操作方法如下。

（1）点按法：将拇指按在水泉穴上，逐渐用力深按，保持5～6秒，然后松开，一压一松为一个循环，持续5～10分钟。

（2）按揉法：将拇指点按在水泉穴，然后以穴位为中心，保持一定的力度，轻柔地进行旋转按揉，先顺时针方向按揉，再逆时针方向按揉，每次按揉5～10分钟，以按揉时出现酸胀、麻痛的感觉为好。

（3）温和灸法：将艾条点燃，对准水泉穴施灸，距离穴位处皮肤表面约2～3cm，以穴位处皮肤感觉温和但无灼痛感为宜，每次艾灸10～15分钟。

（4）雀啄灸：手握点燃的艾条，对准水泉穴，采用一起一落，忽近忽远的方式进行施灸，一般每次艾灸10～15分钟，以皮肤温热潮红为度。

同时，水泉穴还能缓解脚踝酸痛，配合大钟穴经常刺激，还可以起到活血通经，清热益肾的保健作用。

此外，俗话说"人老腿先衰，腿衰足先寒"，足是人的"第二心脏"，长时间露脚踝容易使肌肉僵硬，活动起来会增加受伤风险，因此，人们要保护好踝关节，在冬季运动前注意热身。

五十、中医辨证治疗劳淋

根据临床表现，中国传统医学的劳淋与现代医学的再发性泌尿系感染基本一致。小便频数，淋沥涩痛，小腹拘急引痛为各种淋证的主证，是诊断淋证的主要依据。而劳淋表现为病程较长，缠绵难愈，时轻时重，遇劳加重或诱发，夜尿赤涩不甚，溺痛不著，淋沥不已，余沥难尽，乏力，不耐劳累。病久或反复发作后，常伴有低热，腰痛，小腹坠胀等。

《诸病源候论·淋病诸候》曰："劳淋者，谓劳伤肾气，而生热成淋也。"其证小便淋沥不断，涩痛不甚，遇劳即发。劳淋者，劳伤肾气，内生虚热，热传膀胱，气不施化，以致小便淋涩作痛。此证劳倦即发，故谓之劳淋。

劳淋在目前临床诊疗工作中较为常见，近年来其发病率有逐渐增高的趋势，多见于绝经后妇女，高继宁通过多年临床经验总结，认为劳淋发病根本在于"肾"，常因过度劳累、心情不畅等因素诱发，并总结出其中医病理机制为阴虚湿热，认为本病以阴虚为本，湿热贯穿始终。其发病是在正气不足，肾阴亏虚的基础上，湿热进一步损阴伤津，促进疾病的演变，如果任其自行发展，最终导致肾气衰败、湿毒内阻之重症。依据阴虚湿热理论，高继宁确立了滋阴疏肝、清热利湿的立法原则，以虚者补之、实者泻之为总论，以扶正固本为主，同时兼顾祛除病邪，达到治疗疾病并预防复发的目的。通过反复临床实践，高继宁提出的"滋阴通淋法"治疗劳淋，取得显著成果，并被列入我院临床诊疗路径，体现了中医辨证论治在改善症状、防治并发症、提高患者生活质量方面的良好效果。具体辨证方药如下：

1. 辨证选择口服中药汤剂

（1）气阴两虚，膀胱湿热证

治法：益气养阴，清利湿热。

方药：滋阴通淋汤加减。黄芪、沙参、生地黄、麦冬、当归、柴胡、黄柏、苦参、蒲公英、龙葵、枸杞子、川断、杜仲、萆薢、滑石、甘草、车前子、白茅根。

（2）肾阴不足，膀胱湿热证

治法：滋阴益肾，清利湿热。

方药：知柏地黄丸加减。知母、黄柏、熟地黄、山茱萸（制）、牡丹皮、茯苓、泽泻、山药、萹蓄、瞿麦、滑石、青蒿、鳖甲。

（3）阴阳两虚，湿热下注证

治法：滋阴温阳，清利湿热。

方药：肾气丸合分清饮加减。熟地黄、山药、山茱萸、茯苓、泽泻、牡丹皮、炮附子、桂枝、车前子、萹蓄、瞿麦、滑石、栀子、大黄、甘草。

2. 辨证选择口服中成药

常用中成药：热淋清颗粒，三金片。

五十一、汗证与"肾"有关

适量出汗是正常生理，还有助于排毒，如果大量出汗或者睡中出汗就有问题了，属于中医的"汗证"范畴，影响患者的生活和情绪，需要治疗。中医对于汗证有独到见解，临床上多从中医"肾"入手调治效果较好，那么究竟汗与肾有什么关系呢？高继宁对汗证的辨证思路，自幼承父庭训，又结合了平素中医养护的独特理念，自成一体。

清代古籍《医碥》提出汗与肾的关系"汗者，水也，肾之所主也，内藏则为液，上升则为津，下降则为尿，外泄则为汗"；汉代《伤寒明理论·自汗》曰："卫为阳，……禁固津液，不得妄泄。"清代《医学从众录》曰"汗以元气为枢机"。

汗液排泄的开阖有赖营阴之内守，更需阳气之固密，即所谓"阳密乃固"。肾中阳气为一身阳气之根本，卫气属阳，其生成运化无不依赖于肾阳推动和温煦，肾中元阳充盛则卫气运行滑利，腠理固密，汗不妄泄。可见肾与汗关系密切。

肾脏功能主要表现在水液代谢、废物排泄上，同时，出汗可以促进体内水分的代谢，从而促进体内代谢废物的排出，减轻肾脏的负担。因此，汗液与肾脏的关系密切，调节汗液代谢有利于保护肾脏，更好地治疗肾脏病。

然而过度出汗或夜间盗汗同时也会伤肾。临床上中医益肾止汗法，加收敛固涩之品，治疗出汗效果明显。

日常生活中，高继宁总结出，可以通过饮食来调养汗证。主要是根据自己的情况，找出适合自己的食疗方法，如阴虚、血热的患者，应忌食辛辣动火食物，并多食一些清热的新鲜蔬菜。日常宜吃鸡、鸭、鱼、蛋等有营养价值的食物，每天适量饮水，维持体内正常水分供给量，切勿饮酒。

以下食疗菜谱有助于改善汗证症状。

1. 腊味糯米团

适用人群：体虚自汗，盗汗者。

用法宜忌：消化不良者慎用。

材料：糯米250g，腊肉150g，鸡蛋3个，花椒粉、盐、葱姜各适量。

做法：糯米用温水浸泡2小时，上蒸笼蒸40分钟。将糯米饭摊凉，打入鸡蛋拌匀。腊肉煮熟，切丁，放糯米饭中，加花椒、盐、葱、姜拌匀，捏成丸子。将丸子入盘中，蒸30分钟即可。

2. 大葱爆羊肉

适用人群：肾虚之出汗者。

用法宜忌：佐餐适量食用。

材料：羊肉500g，大葱200g，青椒50g，酱油、料酒、盐、白糖、味精、醋适量。

做法：羊肉洗净切薄片，过凉沥水。大葱、青椒洗净切段。锅内下油，待油热至7成熟时，加入羊肉快速翻炒2分钟。看到羊肉变白、微卷时，加入大葱、青椒，以及酱油、料酒、盐、白糖、味精、醋适量即可。

我国古代就有"药食同源"治病的先例，如山药、山楂、枸杞子、菊花等都属于药食同源之品。2018年国家中医药管理局颁布"药食同源"的新增目录，其中包括黄芪、石斛、党参、三七等。其中黄芪味甘，性微温，有固表敛汗的作用，不仅在治疗慢性肾脏病中起重要作用，而且在治疗汗证中也一样有效。黄芪可以泡水喝，还可以煲汤或炖肉，也能起到辅助治疗汗证的目的。

五十二、中医从"脾胃"入手治疗"肾病"机理

随着经济的发展、人们生活方式的改变、社会环境的改善，当今社会中各种肾病的发病率呈逐年上升的趋势。肾病早期治疗主要以激素为主，指标好转较快，但是副作用较为明显，患者肾功能仍受损，激素减量时易复发；肾病晚期治疗主要以透析和肾移植为主，费用高，加重患者家庭经济负担，且生存质量低。在高继宁多年临证经验中，多有从脾胃入手治疗肾病，疗效明确。

1. 脾胃的基础生理作用及功能

脾主运化，胃主受纳、腐熟食物；脾主升清，胃主降浊；脾主统血、喜燥而恶湿，胃喜湿而恶燥；《素问·厥论》谓："脾主为胃行其津液者也。"《素问·玉机真脏论》曰："脾为孤脏，中央土以灌四傍。"

（1）脾胃的运化功能主要体现在：①水谷运化吸收方面：脾帮助胃消化食物、吸收水谷精微，然后共同将水谷精微布散全身，从而推动脏腑机能的运行。②水液代谢方面：脾帮助胃吸收津液，经过脾气的升清作用，将好的津液上输至肺，再经过肺的肃降将津液输送至全身各个脏腑。

（2）脾胃对气机的调节主要体现在：①脾胃升降功能的和谐促进全身气机的调畅，从而进一步促进人体气血的运化、生成、输布。《黄帝内经》曰："五谷入于胃也……营气者，泌其津液，注其筋脉……卫气者，出其悍气之慓疾，而先行于皮肤四末、分肉、皮肤之间而不休者也。"从另外一个角度说明了脾胃气机调节功能正常，可以抵制外邪侵袭身体。②脾气上升是维持脏腑位置恒定不移的重要因素。脾胃功能失常，脾胃虚弱，则中焦气机升降失司，中气下陷，则内脏下垂。

（3）脾胃是气血生化之源：中医认为，脾胃为后天之本，气血生化之源。人体所有生命活动都有赖于后天脾胃摄入的营养物质。这与脾胃的生理功能密切相关。五行之中，脾胃属土，土居中央，能生万物。脾胃功能正常，则五脏都得以濡养，从而发挥正常机能。由此可见，脾胃具有重要作用，其功能是否正常直接影响疾病发生与否。历代医家都非常重视脾胃。

2. 脾胃与肾之间有什么样的相互作用呢

（1）相互资生（先天与后天）关系：脾胃主运化，腐熟水谷，化生气血及输布水谷精微，源源不断地生化、充养肾精，为后天之本；肾藏精，主命门之火，肾阳温煦脾阳，所以，脾的运化，必须依赖肾阳的温煦蒸化，方能健运。肾精依赖脾胃运化水谷精微的不断补充，才能固密。故《医门棒喝》曰："脾胃之能生化者，实由肾中元阳之鼓舞，而元阳以固密为贵，其所以能固密者，又赖于脾胃生化阴精以涵育耳。"

（2）水液代谢关系：脾主运化水湿，且必须依赖肾气的蒸化以及肾阳的温煦；肾主水，司门开阖，使水液吸收及排泄正常，但是这种开阖作用，依赖于脾气以及脾阳的协助，即所谓的"土能制水"；两者相互协调，共同调节水液的新陈代谢。

（3）相互致病关系：由于脾胃与肾是先天与后天的关系，相互资生，若脾胃虚弱，则肾精乏源，久则肾阳匮乏，造成五更泄泻、腰膝酸软、完谷不化、手足不温，影响机体生长发育；若肾阳虚弱，则脾无以温煦，脾胃虚弱，水谷精微运化不能，气血生化乏源，患者会出现纳差、饱胀、神疲乏力、嗳气、萎黄等一系列症状；又因脾肾共同作用调节水液代谢，若脾胃和（或）肾功能失常，则脾虚生湿，肾虚气化不利，久则造成全身水肿、腹胀、鼓胀、大便稀溏等症状。

3. 高继宁的中医药治疗经验

高继宁认为"土能制水，水克火，火土相生"，"子能令母实，母能令子虚"，临床上常以黄芪、白术为主健脾补气，炒薏苡仁、炒麦芽等顾护脾胃，实后天以补先天，从而达到治疗疾病的目的。同时对于慢性肾脏病出现水肿且又有脾胃症状者，临床治疗中不能仅仅局限于水肿的治疗，而要及时救治脾胃，以健脾胃为主，在脾胃功能恢复之后，再加用补益肾精之药。总结其临床经验处方为香砂六君子合五皮饮，以及参苓白术散合五皮饮。

4. 其他治疗方法

（1）针灸治疗：经络是气血的主要通道，脾胃受纳、运化食物，并把所生成的气血津液、水谷精微也通过经络周流全身，从而达到滋养百骸的作用。所以脾胃两经在治疗肾病方面发挥了重要的作用：一方面可以直接向邻近的经络输送营养物质，发挥"以灌四傍"的功能；另一方面也可以通过经脉的循行交接规律，通过"经气"的循行影响经脉所络属的脏腑。临床上治疗肾病多采用脾胃经上的足三里穴、三阴交穴、脾俞穴、肾俞穴，再配合关元穴、三焦俞穴、气海穴等疗效显著。

（2）穴位贴敷：穴位贴敷是中医一种外治方法，临床上治疗肾病主要贴敷在脾胃两条经络上，同时配合肾经穴位。王君等研究发现中药贴敷治疗肾病综合征水肿具有临床疗效。贴敷穴位主要有涌泉穴、肾俞穴、足三里穴、太溪穴等。

高继宁通过脾胃的生理特点，以及脾胃与肾之间的生理、病理关系，证实了从脾胃论治慢性肾脏病具有重要的作用。同时结合了汤药、针灸及穴位贴敷等对慢性肾脏病的综合治疗方式，充分发挥了中医药治疗的优势。

五十三、一人一方，辨证用药的膏方治疗慢性肾脏病的辨证思路

膏方，又称膏滋、煎膏，是一种将中药饮片加水反复煎煮，去渣浓缩后，加炼蜜或炼糖等胶类药制成的半固体剂型。膏方是一种具有营养滋补和治疗预防等综合作用的中药内服制剂，属于中药丸、散、丹、酒、露、汤、锭八种剂型之一。

膏方组方的药物数量偏多，一般在20～40味之间，相当于汤剂的2～3倍。且每味药的用量在200～300g之间，一般膏方药物的用量是平时汤剂处方用量的10～20倍左右。

（1）服用季节：中医进补，四季皆宜，但传统上服用膏方，则以冬季为宜，人们习惯称膏方为"冬季膏方"。在民间也有"冬令一进补，春天可打虎"的说法。但实际上，现代研究表明，一些慢性虚损性疾病及虚弱之体的进补并不限于秋冬季节，在春夏时亦未尝不可。只需要服用一些与季节相应的具有清补和调和作用的药物即可。

（2）服用方法：膏方空腹服用最理想，但若空腹时服用有肠胃不适感，可在饭后30分钟左右服用，早晚各1次，每次1～2汤勺，用温开水化服。

膏方在临床上可以运用于许多疾病，如慢性肾脏病、高血压、冠心病、腰痛、虚劳、胃痛、痴呆、失眠等；妇科疾病的崩漏、不孕症、绝经前后诸证；小儿哮喘、厌食；白癜风、银屑病、黄褐斑等；甚至于肝癌、肺癌、乳腺癌等都能起到很好的调治作用。

高继宁在治疗慢性肾脏病时通过辨证论治进行膏方组方，针对个体整体综合论治，在膏方组成中，君臣佐使药条目清晰，排列有序。且在外邪未尽的情况下，不会过早使用补膏，以免留邪为患，闭门留寇。用补益药的同时照顾气血运行的通畅，对于一般慢性病患者缓缓调补，不会骤补，以免虚不受补。

将高继宁膏方治疗慢性肾脏病的辨证思路整理如下。

1. 量体裁衣，辨证施膏

制定膏方，遵循辨证施治之法度，达到阴平阳秘，精神乃至。且更注意针对性，经辨证后配方制膏，一人一方，辨证用药，达到增强体质、祛病延年的目的。精究配伍，恰当用药，达到补而不滞、补而不腻的效果。

2. 先行开路，打好基础

一般情况患者服用膏方之前需服"开路方"，开路方以汤剂为多，调理好肠胃，药物才能被吸收。开路方通常提前 1～2 周服用，通过试探性的调补、观察服药后的反应，为医生开好调补对路的膏方做好准备。

3. 循序渐进，缓图起效

膏方因人施治，在辨病和辨证的结合下，根据个体差异进行立法组方，实现疗疾与养生并举。用膏调理不能急于求成，要缓图起效。在调治上下功夫，实现"固本清源，攻守适宜"。

4. 大病大方，与时俱进

发挥小方治一病，大方治多病的效用。对于复杂病辨证使用大方，进行多环节、多靶点的整合调节，是解决复杂疑难疾病发生发展过程中多种矛盾的有效方法。

慢性肾脏病在全国的发病率高，高继宁认为：利用中医"未病防病，既病防变"的理念指导相关医生对更多的慢性肾脏病患者进行全面的整体防治，且用膏方治疗慢性肾脏病并非一味的进补，而是强调攻补兼施、扶阳顾阴、补而不滞、顾护脾胃、活血化瘀、和法平调，从而达到恢复机体平衡、增强抗病能力、提高生活质量、延缓慢性肾脏病进展的功效。

五十四、以"扶正祛邪"为总论的慢性肾衰中医治疗总结

根据临床表现，中国传统医学的慢性肾衰与现代医学的慢性肾衰竭基本一致。慢性肾衰是指由于肾病日久，致肾气衰竭，气化失司，湿浊尿毒不得下泄，以少尿其或无尿，或以精神萎靡，面色无华，口有尿味等为常见症状的病证。该病是肾病临床诊疗中的常见病。患者多闻慢性肾衰而色变，认为马上会步入血液透析治疗甚至死亡的边缘，而且伴随着生活质量的下降，让许多病患丧失治疗信心。高继宁认为慢性肾衰的病机为"本虚标实"。正气不足，邪气内阻，导致疾病的发生发展，具体病因证候表现总结如下。

1. 正虚

（1）脾肾气虚：面色无华，少气乏力，纳差腹胀，大便偏稀，口黏口淡不渴，或渴不欲饮，或饮亦不多，腰膝酸痛，手足不温，夜尿频多，舌淡有齿痕，脉象沉弱。

（2）脾肾阳虚：面色苍白，神疲乏力，纳差便溏或有水肿，口黏口淡不渴，腰膝酸痛或腰部冷痛，畏寒肢冷，夜尿增多，舌淡胖嫩，齿痕明显，脉象沉弱。

（3）气阴两虚：面色萎黄，神疲乏力，心慌气短，口干唇燥，手足心热，尿少色黄，舌淡有齿痕，脉沉弱。

（4）肝肾阴虚：头晕头痛，口苦咽干，五心烦热，腰膝酸软，舌淡红无苔，脉弦细数。

（5）阴阳两虚：腰酸腿软，极度乏力，畏寒肢冷，手足心热，口干欲饮，大便稀溏，小便黄赤，舌淡胖有齿痕，脉沉细。

2. 邪实

（1）湿热：恶心呕吐，纳呆腹胀，口干口苦，心烦失眠，或痰多，便秘，舌红，苔黄腻，脉弦数或弦滑。

（2）湿浊：恶心呕吐，头昏嗜睡，面色灰滞，口中尿臭，苔腻。

（3）水气：全身水肿，尿少，胸水，腹水，心悸气短，胸闷气喘不能平卧，苔水滑。

（4）血瘀：面色晦暗，唇色发紫，肌肤甲错，舌有瘀斑瘀点。

（5）浊毒：面色委顿，恶心欲吐，腹胀纳呆，大便秘结，口中黏腻无味，舌淡胖，苔厚腻，脉沉细无力。

高继宁在多年的临床实践中总结出治疗慢性肾衰的科室协定方：保肾汤1号（适用于尿毒症早中期）。组成：黄芪、当归、丹参、桃仁、红花、川芎、积雪草、制何首乌、杜仲、枳壳、半夏、猪茯苓、车前子、炮甲珠、制大黄、陈皮、甘草、砂仁。具有补肾益气活血，利湿化浊和胃之功效。

同时在临床中根据上述不同病因病机进行中医综合辨证论治，具体治疗方法整理如下。

（一）辨证选择口服中药汤剂、中成药

1. 正虚

（1）脾肾气虚证

治法：补脾益肾。

方药：党参、黄芪、白术、茯苓、桂枝、白芍、淫羊藿、菟丝子、炙甘草。

（2）脾肾阳虚证

治法：温补脾肾。

方药：炒白术、木香、砂仁、续断、桑寄生、杜仲、巴戟天、淫羊藿。

（3）气阴两虚证

治法：益气滋阴。

方药：党参、黄芪、茯苓、五味子、熟地黄、山萸肉、山药、麦冬、牡丹皮。

（4）肝肾阴虚证

治法：滋养肝肾。

方药：生地黄、麦冬、白芍、山萸肉、山药、牡丹皮、知母、茯苓、丹参、菊花、枸杞子。

（5）阴阳两虚证

治法：阴阳双补。

方药：党参、黄芪、生地黄、牡丹皮、山药、茯苓、泽泻、牛膝、车前子、制附片、山萸肉、肉桂。

2. 邪实

（1）湿热证

治法：清热化湿。

方药：黄连、姜半夏、陈皮、砂仁、枳实、竹茹、茯苓、生姜。

（2）湿浊证

治法：祛湿化浊。

方药：旋覆花、代赭石、半夏、苏叶、黄连、生姜汁。

（3）水气证

治法：行气利水。

方药：茯苓、白术、桂枝、炙甘草。或葶苈子、大枣。

（4）血瘀证

治法：活血化瘀。

方药：桃仁、红花、当归、赤芍、川芎、牛膝、丹参、枳壳、桂枝、茯苓、益母草。

（5）浊毒证

治法：泄浊蠲毒。

方药：生大黄、蒲公英、丹参、制附片、生黄芪。

中成药：肾衰宁胶囊，海昆肾喜胶囊，金水宝胶囊或百令胶囊。

（二）肠道给药疗法

高继宁经过多年的临床实践，总结出结肠保留灌肠科室协定方，疗效独特。

结肠透析液成分：黄芪、生大黄、蒲公英、煅牡蛎、藕节炭、制附子、桃仁、红花、青黛、甘草。

功效：温阳益肾、解毒活血、通腑泻浊。

方法：上药为1剂，煎取600ml，采用结肠透析机高位结肠保留灌肠，每日1次。

五十五、以肾补骨，骨松不愁

相较西医而言，高继宁利用中医传统医学在骨质疏松的防治方面有绝对的优势。

中医学将原发性骨质疏松归属于"骨痿"、"骨痹"、"骨枯"等范畴，原发性骨质疏松主要是由于肾精不足、骨失滋养导致的全身骨骼的慢性退行性疾病。

大家可能会觉得很奇怪，骨与肾这两者似乎风马牛不相及，一个是骨骼，一个是排尿器官，怎么就能够牵涉一起。高继宁指出，这是有依据的，在现代医学中也发现肾脏和骨骼关系密切，出现肾衰竭，会引起肾性骨病，严重者会导致病理性骨折。

那为何肾精不足会导致骨质疏松呢？这是什么原因呢？我们需要从肾是先天之本说起。

肾为先天之本，首见于《医宗必读》，先天之本是与脾为后天之本相对而言的。先天指的是人体受胎时的胎元，《灵枢·经脉》曰："诸髓皆属于脑。故精成而后脑髓生，骨为干，脉为营，筋为刚，肉为墙，皮肤坚而毛发长。"所以，先天是指先天之精化生的先天之气，是由遗传而来，为人生命的本原。肾为先天之本，是指肾的功能决定人体先天禀赋强弱、生长发育迟速、脏腑功能盛衰，也是强调肾在人体生长发育及生殖功能中的重要作用，这种作用体现在：

其一，促进人体生殖机能。

正如《素问·上古天真论》所说："女子……二七而天癸至，任脉通，太冲脉盛，月事以时下，故有子；……七七，任脉虚，太冲脉衰少，天癸竭，地道不通，故形坏而无子也。丈夫……二八，肾气盛，天癸至，精气溢泻，阴阳和，故能有子；……七八……天癸竭，精少，肾脏衰，形体皆极。"

其二，促进人体的生长发育。

肾中精气具有很强的活力，随着肾中精气的盛衰变化，人体生命活动呈现出生长壮老的规律性变化。如《素问·上古天真论》所说："女子七岁，肾气盛，齿更发长；……三七，肾气平均，故真牙生而长极；四七，筋骨坚，发长极，身体盛壮；五七，阳明脉衰，面始焦，发始堕；六七，三阳脉衰于上，面皆焦，发始白；七七，任脉虚，太冲脉衰少，天癸竭……。丈夫八岁，肾气实，发长齿更；二八，肾气盛，天癸至，精气溢泻……八八，则齿发去。"

可见，肾气是生长发育的原动力，肾气充盛，则生长发育正常，齿坚发泽，骨壮有力，脏腑功能正常；若肾气亏虚，则见生长发育迟缓，五软五迟，或齿脱发落，过早衰老，脏腑功能减退等症。这也是为什么高老一直强调治疗骨质疏松必须以肾为主。

其三，抵御外邪，防止疾病。

肾中精气不仅能促进人的生殖机能与生长发育，而且具有保卫机体，防止邪侵的作用。

从上述讲解中可以看出，主要是第二条中所提，肾中精气是骨生长发育的根本。

肾中精气分为肾阴和肾阳两个方面，两者相互制约、相互依存、相互为用，使精气充实，维持骨的正常生长发育。人至中年，也就是前文所说，女性约 50 岁，男性约 60 岁，天癸渐竭，加之中年人多为一家的顶梁支柱，烦劳过度，耗伤肾精，而致肾精亏虚，精亏髓减，骨失所养；或命门火衰，肾阳亏虚，虚寒内生，髓冷骨弱，可见腰膝酸软或冷痛，骨骼脆弱无力，甚至发生骨折，导致骨质疏松的发生。而肾阳虚发展到一定程度，累及肾阴，即"阳损及阴"，进而造成阴阳俱虚，精气亏虚，进一步加重病情。

基于"肾藏精"、"肾主骨"理论，可见肾精亏虚是骨质疏松的基本病机，并与中医肝、脾等脏腑功能密切相关，病性有虚有实，然总归于精亏髓减，骨失所养而致。

各种原因若导致肾精不足、肾阳亏虚、肝肾阴虚、脾肾阳虚、肾虚血瘀以及血瘀气滞等，均可导致"骨质疏松"的发生与发展。

高继宁以中医脏腑和八纲辨证理论为基础，综合分析证候因素和特征，将原发性骨质疏松分为六个常见证型：肾阳虚证、肝肾阴虚证、脾肾阳虚证、肾虚血瘀证、脾胃虚弱证及血瘀气滞证，根据不同的证型，采取不同的治疗方法。

（一）肾阳虚证

主症：腰背冷痛，酸软乏力。

次症：驼背弯腰，活动受限，畏寒喜暖，遇冷加重，尤以下肢为甚，小便频多，舌淡，苔白，脉弱等。

治法：补肾壮阳，强筋健骨。

推荐方剂：右归丸加减。虚寒证候明显者，可加用仙茅、肉苁蓉、淫羊藿、骨碎补等以温阳散寒。

常用中成药：淫羊藿总黄酮胶囊、右归丸。

（二）肝肾阴虚证

主症：腰膝酸痛，手足心热。

次症：下肢抽筋，驼背弯腰，两目干涩，形体消瘦，眩晕耳鸣，潮热盗汗，失眠多梦，舌红，少苔，脉细数等。

治法：滋补肝肾，填精壮骨。

推荐方剂：六味地黄汤加减。阴虚证候明显者，可以加用知母、黄柏；酸痛明显者，可加桑寄生、牛膝等。

常用中成药：芪骨胶囊、六味地黄丸。

（三）脾肾阳虚证

主症：腰膝冷痛，食少便溏。

次症：腰膝酸软，双膝行走无力，弯腰驼背，畏寒喜暖，腹胀，面色㿠白，舌淡胖，苔白滑，脉沉迟无力等。

治法：补益脾肾，强筋壮骨。

推荐方剂：补中益气汤合金匮肾气丸加减。

常用中成药：补中益气丸合右归丸或济生肾气丸。

（四）肾虚血瘀证

主症：腰脊刺痛，腰膝酸软。

次症：下肢萎弱，步履艰难，耳鸣，舌质淡紫，脉细涩等。

治法：补肾活血化瘀。

推荐方剂：补肾活血方加减。

常用中成药：仙灵骨葆胶囊、骨疏康胶囊或颗粒。

（五）脾胃虚弱证

主症：形体瘦弱，肌软无力。

次症：食少纳呆，神疲倦怠，大便溏泄，面色萎黄，舌质淡，苔白，脉细弱。

治法：益气健脾，补益脾胃。

推荐方剂：参苓白术散加减。

常用中成药：参苓白术散。

（六）血瘀气滞证

主症：骨关节刺痛，痛有定处。

次症：痛处拒按，筋肉痉挛，多有骨折史，舌质暗紫，有瘀点或瘀斑，脉涩或弦等。

治法：理气活血，化瘀止痛。

推荐方剂：身痛逐瘀汤加减。骨痛以上肢为主者，加桑枝、姜黄；下肢为主者，加独活、汉防己、鸡血藤以通络止痛；久病关节变形、剧痛者，加全蝎、蜈蚣以通络活血。

常用中成药：活血止痛散。

传统医学防治原发性骨质疏松的原则是辨证施治，整体调节，防治结合。依据上述中医证候遣方用药，达到改善症状，延缓骨量减少，增加骨量，降低骨折风险，提高生存质量的目的。

五十六、疫疠来袭，用中医药知识提升自身免疫力

新冠病毒感染作为一种由新型冠状病毒引发的疫情，感染新冠病毒的患者，轻症患者的临床表现为发热、咽干、咽痛、咳嗽、乏力等，部分患者还伴有纳呆、便溏等消化道不适的症状；重症患者体温会达到 39℃以上，喘憋气急，氧合指数很差，肺部 CT 检查有大量的渗出等。

针对新型冠状病毒，所有的治疗，都是对症治疗，增强机体免疫力将病毒清除。中医药治疗在轻症方面表现为能快速改善患者症状，在重症方面表现为减少了重症向危重症转化，而且向普通患者的转变概率比较高，中医药的疗效显现。根据新冠病毒感染患者的舌苔、脉

象、症状结合气候状态等观察分析，新冠病毒感染属于中医"疫病"、"湿瘟"的范畴，其病因属性为"湿毒之邪"致病，湿邪郁闭以后化热，进入阳明，腑实不通，会加重肺气的郁闭，这样肺的症状就会更加严重，当阳明腑实证重了以后，湿就极易化成湿毒，湿、热、毒、瘀合并，就容易出现热深厥深，导致多器官功能障碍综合征（MODS）。所以，早期、正确、及时地化湿，然后通腑泄浊，是治疗本病的一个关键环节。

高继宁带领的中医团队在总结治疗经验的基础上，根据致病特点及发展变化，通过对新冠病毒感染的中医病因、病机的摸索，认为可以利用中医药知识提高自己的身体素质，增强免疫力，预防新冠病毒感染病毒的入侵。

新冠病毒感染所涉及的脏腑主要为肺、脾、胃，中医认为土生金，脾胃为土，肺为金，那么脾胃为肺之母，肺为脾胃之子，母子关系和谐，才会百病消，母子一方有难，都会伤及对方，那么如何平衡母子关系呢？

首先，加固"母"脾胃的功能。平时可以选择有助于脾胃的食材、药材，如南瓜、山药、白萝卜、山楂、生姜、红枣等可以健脾益气、助消化；薏米、红小豆、冬瓜、陈皮等可以祛湿排毒；红茶、熟普洱等可以温胃去脂；草果、小茴香、茯苓、藿香等可以芳香化湿；银耳、麦冬、玉竹、乌梅等可以养胃阴、降虚火；白萝卜、槟榔、蜂蜜、香蕉等可以理气通便；可加用党参、白术、茯苓，增强脾胃功能。

其次，平衡"子"肺的功能。如有风、寒、燥、火、痰、虚等因素存在，可以根据具体情况选择食物、药材，可以选择大葱、香菜、生姜熬汤以发汗祛风、寒，选择银耳、百合、梨、金银花、板蓝根、乌梅等熬汤养阴润肺泻火，选择陈皮、白萝卜等熬水化痰，选择黄芪、白术、党参、防风等中药顾护肺气。

另外，有的人病情复杂，体质本虚，又兼杂湿、热、瘀阻，这就需要前往医院详细咨询，辨证开方施治，提高身体整体素质，达到阴阳平衡，正气存内，邪不可干。

在这场疫情还未平息的时刻，我们要做好防护措施，尽量少出门，出门一定要注意做好防护，戴上手套及口罩，回家后及时清洗双手，注意消毒，衣物及时换洗，室内注意通风，自我保护的同时也是在保护他人。在做好外防护的同时，可别忘了最重要的"内防护"——利用中医药知识提高自身免疫力，降低被病毒侵袭的风险。

五十七、中医"症"、"征"、"证"之区别

中医理论博大精深，"症"、"征"、"证"这三个概念，许多人容易混淆，分不清彼此，现结合高继宁临床实际案例进行了阐明。

病例：张某，女，65岁，有多年肾病综合征病史。症见：全身浮肿，早晨眼睑水肿较甚，自觉发热，怕冷，小便夹泡沫（尿蛋白+++，隐血++），腰酸困痛，头晕（血压155/100mmHg），手足不温，口微渴，舌红少苔，脉沉细弱。辨证为太阳风水夹热，肾阴阳俱虚证。其治当发表通阳，清热利水，滋补阴阳，以越婢汤与肾气丸合方。

从这个病例看，什么是症、征、证呢？

症（症状），是患者本人的异常感觉，如头晕、目眩、气喘、咳嗽等，广义的症状可以包括体征，即医生或患者发现的客观或需要借助现代仪器等实验室监测方案才能发现的病理征象，如阑尾炎可在右髂前上棘与脐连线中外1/3处麦氏点有压痛及反跳痛，这是医生通过体格检查获得的体征。中医大夫在记录患者症状时往往把舌、脉等部位的反应也记录下来，

病例里患者全身浮肿，早晨眼睑水肿较甚，自觉发热，怕冷，小便夹泡沫，腰酸困痛，头晕，手足不温，口微渴，舌红少苔，脉沉细弱，以及用血压计测量血压 155/100mmHg，用实验室检测尿蛋白+++，隐血++，这些就是症。

征（体征），从这个字面意义上说，就是人体生理病理的信息，现代医学中的体征即是此意，另外，征一作"集合"解，如"徵，召也"（《说文解字》），现代医学中的征也是指对一系列有共同表现特征病的一种总结分类，如呼吸窘迫综合征。病例里"征"包括患者的体征：尿蛋白+++，隐血++，血压 155/100mmHg，舌红少苔，脉沉细弱；也包括肾病综合征（大量蛋白尿、低蛋白血症、水肿、高脂血症）这个疾病诊断。

证（证型），凭症、征都不能决定治法，如头痛一症，病因有风、寒、暑、湿、火、血瘀、气滞等不同，性质又有寒、热、虚、实的差异，因此，仅凭"头痛"这个症状是不能决定治法的。只有"证"是疾病的原因、部位、性质以及致病因素和抗病能力相互斗争情况的概括，是疾病过程中某阶段各种症状的综合，是中医治疗疾病的核心，它直接反映疾病的本质，指导医生的治法和用药。病例里医生通过患者的症状和体征辨证为太阳风水夹热，肾阴阳俱虚证，其治当发表通阳，清热利水，滋补阴阳，以越婢汤与肾气丸合方，通过证指导了治法和用药。

高继宁指出：中医的症、征、证，相互关联，医生通过症（症状）、征（体征）辨证整理出中医证（证型），进一步决定治法和方药，环环相扣，患者表达得比较详细，症与征采集得比较完善，医生通过中医思维才能辨证得更加准确，这也需要临床医生不断的学习，提高医术，才会取得较好的疗效。

五十八、高继宁话湿气

湿气是中医"六淫邪气"之一，被称为"万病之源"，分为外湿与内湿。外湿多因气候潮湿、涉水淋雨、居住环境潮湿等外在的湿气侵袭人体所致；内湿则是由于脾虚失健，肺失通条，肾失温煦，导致水湿停聚。因此，防止湿气侵袭人体必须将外湿拒之体外，同时还需防湿内生。"千寒易除，一湿难去。湿性黏浊，如油入面。"

高继宁认为湿气往往非单一致病，常与风、寒、暑、热、痰、瘀等邪气并存，形成风湿、寒湿、暑湿、湿热、痰湿、湿瘀等病理产物，使病情迁延难愈。

那么如何判断人体存在湿气呢？

无论内湿或外湿，都具有重浊、黏滞、易伤人体阳气的特性，因此在症状表现上比较接近。《黄帝内经》说"因于湿，首如裹"，意思是说，湿邪上扰可以使头昏沉、不清醒，如同被什么东西包裹住一样，甚至面部浮肿，并伴随有四肢乏力、嗜睡、畏冷等症状。另外，湿阻气机可出现不思饮食、腹痛腹胀；湿困脾胃表现为口淡无味、不思饮食、恶心呕吐；湿滞大肠则口中黏腻，大便黏滞不爽、黏便池等；湿邪下注膀胱器可见小便浑浊或淋漓不尽、女性白带黏稠腥秽、男性阴囊潮湿等；湿阻腰背四肢可见腰背四肢酸胀疼痛，甚至沉重水肿、屈伸不利等不适。

看舌象辨湿邪是较好的办法：晨起漱口后，在自然光线下，若舌苔白腻，则多为单纯水湿或偏寒湿；若舌苔黄腻，则多偏湿热；若舌边有齿痕，则湿气较重；若舌体暗、舌底脉络迂曲，则湿邪夹瘀。

现代日常生活中，冬有暖气、夏有空调，人体调节能力下降，抵御病邪能力减低，加之不健康的生活方式容易导致内湿损伤阳气，久而久之产生各种疾病。不健康的生活方式有哪些呢？重口味、喜生冷、嗜饮酒、长久坐。此外，中医认为，"熬夜伤脾肾"表现出的乏力无神、肢体困重、腰背酸困等都是脾肾两虚的典型症状。因此，高继宁建议每晚11点前入睡，好的睡眠能够很好地恢复体力，保存阳气。

1. 重口味

现在大多数人喜欢吃辛辣刺激、肥甘厚腻的食物，易导致脾胃损伤，湿邪内生，从而造成肠胃闷胀、消化不良等。因此，高继宁建议，日常应多食清粥小菜以清肠胃，养成清淡饮食的好习惯，以利于身体健康。

2. 喜生冷

过食生冷、贪吃寒凉会使肠胃消化吸收功能停滞，久之寒湿内生、气机受阻，导致腹痛腹泻、女子宫寒、男子阳虚等。高继宁建议，日常烹调时加入葱、姜或通过蒸煮来减弱蔬菜、水果的寒性。

3. 嗜饮酒

很多人聚会经常酩酊大醉。然而，过量饮酒加重"湿毒"，酒助湿邪，化热伤身，借酒浇愁万不可取。

4. 长久坐

现代办公者，电脑前久坐是常态。中医认为，"久坐伤肉"，引发全身肌肉酸痛、脖颈僵硬和头晕沉重，且加重乏力、失眠、记忆力下降等。高继宁建议，久坐办公之余应适量起身活动，舒筋活络，畅通气脉，增强自身抵抗力，有助于阳气升发，运化功能正常，从而达到强肾健体的目的。

综上可见，湿气对人体损伤严重，中医对"湿气"的诠释较为深入。我们现代人应重视湿气的危害，避免湿气的产生，改变不良的生活习惯，振奋机体阳气，远离疾病。

五十九、中医治疗膜性肾病优势

膜性肾病是一个病理形态学诊断名词，是导致成人肾病综合征的一个常见病因，其特征性的病理学改变是肾小球毛细血管袢上皮侧可见大量免疫复合物沉积。临床表现为肾病综合征（大量蛋白尿、低蛋白血症、高度水肿、高脂血症），或无症状、非肾病范围的蛋白尿。

本病的发病人群以成年人为主。约10%～20%的患者会自行缓解；约40%～60%的人会持续进展，在10～15年的时间内进展为尿毒症，这部分的人需要治疗。西医的治疗方法为：一般根据蛋白尿情况选用不同的激素和免疫抑制剂等方案治疗，但该方法治疗膜性肾病副作用较多。

在古代传统医学中并无蛋白尿一说，蛋白属于人体精微物质。高继宁认为，肾主藏精，蛋白尿则为肾精下泄，随着蛋白尿日久加重造成肾精亏虚。肾精作为生命体原动力，为人体赖以生存、生活运动的基础，"精者封藏之本"。蛋白尿为膜性肾病所致肾精不足，因此失其封藏的结果；膜性肾病患者具有舌质红的临床表现，若长期使用激素类药物治疗后，舌质红则加重，或由淡转红。多数膜性肾病患者具有腰酸肢软、五心烦热、口干喜饮的表现，此为肾精不足的外在表现。白蛋白作为重要的精微物质被人体所需。膜性肾病患者大量蛋白尿则会导致白蛋白量降低，从而导致神疲、乏力、纳差、腹胀等脾虚的临床表现。脾气虚弱致肾精下泄；此外，肾精下泄引起精微物质流失，加重脾气亏虚，不能升清。由此造成恶性循环，病程长而不愈。肾精亏虚，脾气虚弱共同构成膜性肾病的虚证病机。因此，膜性肾病在病机上存在着本虚标实两大方面。其中，本虚以脾肾气虚为其主要内容，而标实以湿热内蕴和瘀水互结为其重要方面。

高继宁在临床中医辨证治疗膜性肾病上多采用补肾健脾、清热利湿、利水化瘀等治法，极大地提高了膜性肾病的中医药疗效，许多患者单纯使用中药就有明显效果。当然，有时也需要同时配合西药，使病情缓解得更快，同时也能减轻西药的副作用，中西医结合防治膜性肾病疗效更显著。

此外，俗话说"对于疾病，三分治疗七分养"，肾脏患者在配合医生治疗的同时，必须要注意生活习惯，否则任何有效的治疗都会事倍功半，甚至功亏一篑。膜性肾病患者在饮食上要忌辛辣刺激，海鲜也要少吃，平时最好以清淡饮食为主。对于肾功能不好的患者，一天一杯牛奶加一个鸡蛋的蛋白量足矣。本病重在早发现，早诊断，早治疗，生病时要积极就医。膜性肾病的患者多伴有大量的蛋白尿，导致血黏度增高，所以适当的运动，如散步、慢走，对膜性肾病的治疗及身体恢复都非常有帮助。

六十、高继宁中医"免疫"说

"疫"在中医经典《黄帝内经》中相关记载内容为："五疫之至，皆相染易，无问大小、病状相似。""免疫"一词，最早见于十八世纪《免疫类方》一书，意思是免除"疫疠"的危害。但中医的"免疫"并非单指免除"疫疠"，还包括一般疾病在内。早在《黄帝内经》中即有"是故圣人不治已病治未病，不治已乱治未乱"的论述，实开创了世界防病医学的先河。东晋时期葛洪记载了用狂犬脑敷治狂犬病的方法，可以称得上是世界免疫学的先驱者。至明代时期，已经广泛采用了人痘接种法来预防天花，这是世界上最早使用的人工免疫的治疗方法。

（一）对免疫的具体认识

1. 正气与免疫

现代免疫的概念，是识别"非己"，排斥"非己"，保存自己的意思。这与中医"正气学说"相符。《黄帝内经》说"正气存内，邪不可干"，"邪之所凑，其气必虚"。疾病的发生、发展就是人体"正气"和"邪气"斗争的过程。只要机体正气充实，无论是外邪、内邪都可预而防之，免于患病，即使发病正气也可祛除邪气，使机体康复。如果机体因种种原因致正气亏虚，一则外邪易乘虚入侵，二则内邪萌生，便导致各种疾病。可见"正气"有抵御祛邪的作用，同时可维持人体内的气血阴阳平衡，保护人体健康。所以，中医的"正气"发挥现代医学免疫系统的功能。

2. 脾肾与免疫

肾为先天之本，因而强调肾具有调整和维持免疫平衡及其稳定的重要作用。肾对免疫的调节作用不仅表现在整体方面的调节上，同时与细胞内的调节也有关。肾亏虚，会出现内分泌的紊乱。如甲状腺功能亢进症是肾阴虚的表现，甲状腺功能减退症是肾阳虚的表现。

脾是后天之本。脾脏是人体最大的腺器官，也是免疫细胞的主要寄居场所。脾亏虚，其细胞免疫和体液免疫功能均比正常人低下。红斑狼疮、干燥综合征等许多免疫性疾病，都是脾胃虚损，津液不足所致。

肾、脾与红细胞生成和红细胞免疫功能关系密切，骨髓的造血功能主要来自肾、脾，"肾藏精，生髓，主骨"，脾"中焦受气取汁，变化而赤是谓血"。脾胃运化水谷精微，必须在肾阳推动作用下，才能化生气血。

（二）免疫治疗

中医学不仅在增强机体免疫能力方面成效卓绝，而且在治疗免疫性疾病方面积累了丰富的经验。高继宁经过多年临床实践，在治疗如风湿病（类风湿关节炎、系统性红斑狼疮等）、自身免疫性疾病（病毒性心肌炎、自身免疫性肝炎等）、过敏性疾病（支气管哮喘、荨麻疹等）、免疫缺陷病（艾滋病、肿瘤等）等方面，不论是止痛，还是免疫调节，或是减少激素依赖，都有着丰富经验。

高继宁认为免疫性疾病的发生和发展主要与先天禀赋不足、外感六淫之邪、营卫气血失调、脏腑功能紊乱、痰浊瘀血内生等因素密切相关。外感六淫之邪是疾病的外在原因，先天禀赋不足、营卫气血失调、脏腑功能紊乱等是内在原因。在中医治疗中提出"扶正以祛邪"、"邪去正自安"，扶正就是调动机体的抗病力，提高机体的免疫功能，增强其稳定性；祛邪就是排除破坏免疫平衡的一切因素。根据正邪力量灵活辨证施治正是中医的独特之处。但对于暴发型、急危重症病变的免疫性疾病，西药有着不可替代的显著疗效，同时伴随显而易见的副作用。所以研究中医药对增强与调节机体免疫功能的作用，指导中西医结合，对我们目前医学发展有着十分重要的意义。

西 医 篇

以下部分由高继宁在每周定期查房和专家门诊中提问与遇到的问题整理归纳而成。

六十一、肾脏疾病诊断中的尿液分析

尿液分析是一种可提供有用信息的无创诊断工具，易于在门诊和医院中开展。该检测可以配合病史、体格检查和血清化学分析，在急性和慢性肾脏病评估中发挥重要作用。此外，尿液分析结果异常可能是存在基础肾脏病的首发证据，即使没有其他症状。对于某些患者，尿液分析还可用于监测已确诊的肾脏病的病程与疗效。

六十二、何时进行完整的尿液分析

（1）有肾脏病证据的患者，如存在白蛋白尿或肾小球滤过率急性或慢性下降的患者。

（2）疑似肾脏病的患者，基于临床表现（如水肿）或由于同时出现与肾脏病相关的疾病或情况（如系统性红斑狼疮、小血管炎、新发的高血压），可能怀疑肾脏病时。

（3）因其他疾病（如高血压、糖尿病）在诊断性检查中进行了干化学法检测且其他方面无症状的患者，也需要完整的尿液分析以解释干化学法检测所得结果（如镜下血尿）的意义。

六十三、尿液分析

肉眼评估正常尿液为澄清的淡黄色液体。在一些情况下尿液浑浊度和颜色可能发生变化。

1. 浑浊度

尿液浑浊可能见于感染，或者晶体析出或乳糜尿。

2. 尿液颜色

黄色的尿液稀释时颜色变浅，浓缩时颜色加深（如整夜限水后）。尿液可能还有许多其他颜色，将在后面仔细展开。

3. 血红素检测

血红素起到假过氧化物酶的作用，当含血红素的尿液接触吸收垫上的过氧化物和色素原时，颜色发生改变。但是，血红素检测阳性可能不仅是由尿中红细胞导致，也有可能是因为游离血红蛋白或游离肌红蛋白引起。此外，当尿液中有精液时，干化学法检测可能出现假阳性。因此，血红素检测阳性并不能确定尿液中有红细胞，需要显微镜检查确诊血尿。

4. 白细胞酯酶的检测

由溶解的中性粒细胞和巨噬细胞释放的白细胞酯酶是尿中存在白细胞的标志。而浓缩尿可能阻止细胞溶解，因此产生假阴性结果。蛋白尿和葡萄糖尿也可能导致白细胞酯酶检测出现假阴性结果。

5. 亚硝酸盐

很多肠杆菌都可产生硝酸盐还原酶，可将尿硝酸盐还原为亚硝酸盐。因此，亚硝酸盐阳性尿提示可能存在细菌尿。但是，在亚硝酸盐阴性情况下，仍有可能存在细菌尿或明确的感染。例如，肠球菌等微生物表达低水平的硝酸盐还原酶或尿液在膀胱内停留时间较短时。

6. 蛋白质

用于蛋白质检测的干化学法检测对白蛋白最敏感，可以对白蛋白尿进行半定量测定。干化学法检测尿液白蛋白浓度存在几个重要的局限：

（1）在多数情况下，30～300mg/d 的范围内中度增加的白蛋白尿（以前称为"微量白蛋白尿")不能通过干化学法检出。但检测微量白蛋白尿在一些肾脏病高危患者（如糖尿病、高血压患者）中非常重要，因为医生会考虑采用血管紧张素转化酶抑制剂或血管紧张素 II 受体阻滞剂治疗这类患者。

（2）当尿液大量稀释时，对于正常情况下通过干化学法可检出白蛋白尿大幅增加（＞300mg/d，以前称为"大量白蛋白尿"）的患者，其干化学法检测结果也可能为阴性。

（3）即使干化学法检测结果为阳性，报告的白蛋白尿半定量分类（微量、1+、2+和 3+）也不一定可靠。例如，尿液稀释会低估白蛋白尿的分类，而尿液浓缩时检测结果显示为 3+，但实际上可能不是严重的白蛋白尿。

（4）近期碘化放射性对比剂暴露能诱发一过性白蛋白尿。但是，在使用新型非离子型对比剂时可能不出现这一情况。

对于干化学法检测显示蛋白质持续阳性的患者，应通过检测随机尿或 24 小时尿液来评估白蛋白与肌酐的比值，从而确定白蛋白尿的量。

（5）检测非白蛋白的蛋白尿：干化学法检测对非白蛋白的蛋白尿敏感性较低。筛查是否存在此类蛋白时，可使用磺基水杨酸（sulfosalicylic acid，SSA）试验。SSA 试验阳性且干化学法检测阴性通常提示尿液中存在非白蛋白的蛋白质，最常见的为免疫球蛋白轻链。

7. 氢离子浓度

将尿液氢离子浓度换算成 pH，反映了尿液的酸化程度。尿液 pH 范围为 4.5～8，具体取决于全身性酸碱平衡。尿液 pH 在临床上最常用于检测代谢性酸中毒患者。在某些情况下，尿液 pH 并不表示肾脏排泄的酸化功能。例如，感染产脲酶菌的病原体可导致尿液 pH 超过 7～7.5，而这时肾脏的尿酸化功能正常。

8. 尿比重

尿比重提示尿液稀释或者浓缩。

9. 葡萄糖

尿液中的葡萄糖会生成过氧化物，导致色素原在过氧化物酶催化的反应中被氧化。与干化学法检测血红素一样，抗坏血酸可致糖尿假阴性结果。糖尿可能的原因包括患者血糖正常，但近端肾小管不能重吸收滤过的葡萄糖，或者血糖浓度高到葡萄糖滤过远超肾小管重吸收的能力。对于肾功能正常的患者，一般直到血糖浓度超过 180mg/dl（10mmol/L）时才会出现显著糖尿。正常血糖下的糖尿，需要考虑近端肾小管重吸收的原发性缺陷。在这种情况下，糖尿可与近端肾小管功能障碍的其他临床表现同时存在，包括尿磷酸盐高（导致低磷血症）、尿酸尿、肾小管性酸中毒和氨基酸尿。这一症候群被称为 Fanconi 综合征，可能由多种情况导致，包括多发性骨髓瘤、重金属暴露和使用某些药物（包括替诺福韦、拉米夫定、顺铂、丙戊酸、氨基糖苷类抗生素）。应用钠-葡萄糖协同转运蛋白 2 抑制剂的患者会在血糖正常的情况下出现糖尿。糖尿也可孤立存在（孤立性肾性糖尿），与影响肾脏葡萄糖转运的基因突变有关。

六十四、为什么必须要做尿沉渣镜检？尿沉渣镜检中能看到什么成分

尿沉渣镜检在尿液分析中必不可少，因为能够确认和阐明干化学法检测结果，还可以识别干化学法不能评估的结构（如上皮细胞、管型和晶体）。

尿沉渣镜检中能看到的成分如下。

1. 细胞

可能在尿沉渣镜检中发现的细胞成分包括红细胞、白细胞和泌尿道所有节段水平来源的上皮细胞。

2. 红细胞

血尿可能是良性的，同时也可反映严重的基础疾病。血尿患者的评估详见其他专题。血尿可能是肉眼可见的，也可能只有显微镜下可见。镜下血尿通常定义为离心分离的尿沉渣中每高倍视野存在 2 个或以上的红细胞。肉眼血尿中尿液颜色的改变不一定能反映大量失血，因为每升尿中仅有 1ml 的血液就可引起肉眼可见的颜色变化。

血尿可能为一过性，也可能为持续性。一定要对持续性血尿进行评估。常见的病理学原因包括肾结石、恶性肿瘤和肾小球疾病。鉴别肾小球源性血尿和非肾小球源性血尿是评估原因不明性血尿时的首个关键步骤。

3. 白细胞

虽然在尿中可能观察到所有种类的白细胞，但中性粒细胞是医生在实际工作中最关注的细胞类型。中性粒细胞的大小介于红细胞与肾小管上皮细胞之间，可根据其特征性的颗粒状胞质和多分叶核来识别。尿中性粒细胞通常与细菌尿有关。但如果相应的尿培养结果为阴性（即无菌性脓尿），则应考虑间质性肾炎、肾结核和肾结石。

4. 上皮细胞

上皮细胞从泌尿生殖道内任意部位脱落后可能出现在尿中。

5. 管型

管型是在肾小管管腔内形成的圆柱形结构；某些管型可能出现在健康个体中，而另一些管型可用于诊断重要的肾脏病。观察管型内的细胞有重要意义，因为它们对疾病的肾内来源具有诊断价值。

6. 结晶

尿中是否形成结晶取决于诸多因素，包括组成性分子浓度高低、尿 pH 及是否存在结晶化作用的抑制因子。正常人和存在明确疾病的患者尿中均可发现多种不同形式的结晶。

7. 微生物

尿中经常可见到细菌，但细菌尿的临床意义通常取决于患者症状。真菌也很常见。

8. 脂滴

肾病综合征相关疾病患者的尿液检查常可见到脂滴，脂滴主要由胆固醇酯构成，其次是胆固醇。在偏振光下脂滴具有特征性的"马耳他十字形"外观。常染色体显性遗传性多囊肾的尿中可观察到椭圆形脂肪小体。

六十五、尿沉渣镜检中管型的分类和意义

1. 红细胞管型

发现红细胞管型提示患者存在增生性肾小球肾炎，其病因可能有多种。但红细胞管型的敏感性较低，因此没有红细胞管型时并不能排除增生性肾小球肾炎，尤其是检验出现血尿阳性概率较高的患者。除了增生性肾小球肾炎外，其他情况也会引起红细胞管型。

2. 白细胞管型

白细胞管型提示间质性肾炎，有时也提示肾小球炎症，但相对少见。

3. 肾小管上皮细胞管型

任何有肾小管上皮细胞脱落的情况都可出现肾小管上皮细胞管型，这些情况包括急性肾小管坏死、急性间质性肾炎和增生性肾小球肾炎。

4. 颗粒管型

颗粒管型代表退化变性细胞形成的管型或管型基质内蛋白积聚。颗粒管型可能是粗颗粒性或细颗粒性，但这样区分的临床意义不明。深染的粗颗粒管型（即"泥褐色"或血红素颗粒管型）是急性肾小管坏死特有的，急性肾小管坏死是住院患者急性肾损伤的主要病因。

5. 透明管型

透明管型的折射性仅略高于水，具有透明、中空的外观。在尿量少且浓缩的尿中或利尿剂治疗时可能见到透明管型，通常不具有特异性。

6. 蜡样管型

蜡样管型是颗粒管型变性的最后阶段。该管型外观统一，特征为锐利切痕和较深色边缘，使得其观察起来更为明显。蜡样管型是非特异的，可能见于多种急性和慢性肾脏病。

7. 宽大管型

宽大管型比其他管型宽，这一特征是因其在极少流动的扩张肾小管内形成导致的。宽大管型的出现通常与晚期慢性肾脏病有关。

六十六、尿沉渣镜检中结晶的分类和意义

正常人和存在明确疾病的患者尿中均可发现多种不同形式的结晶，具体阐述如下。

1. 尿酸结晶

酸性尿液中会出现尿酸结晶和非结晶尿酸盐，酸性尿环境有利于相对可溶的尿酸盐转化为不可溶的尿酸。

2. 草酸钙或磷酸钙结晶

草酸钙结晶可能为有特征性哑铃外形的一水合物，也可能为有信封样结构的二水合物，草酸钙结晶的形成与尿液 pH 无关。而磷酸钙结晶仅在尿液为相对碱性时形成，有特征性的棺材样结构。

3. 胱氨酸结晶

胱氨酸结晶有特征性的六角形结构，对胱氨酸尿有诊断意义。

4. 磷酸铵镁结晶

磷酸铵镁是鸟粪结石的组成成分。正常尿中磷酸铵是不饱和的。鸟粪结石只在氨产生增加和尿 pH 升高时才形成，当尿 pH 增加时磷酸盐的溶解度降低。只有在产脲酶的微生物，如变形杆菌或克雷伯菌，引起泌尿道感染时，才会同时发生氨生成增加和尿液 pH 升高。

观察已知或疑似肾结石患者尿中的结晶很有用，观察到结晶是复发性草酸钙结石或胱氨酸结石形成的危险因素。此外，结晶尿在其他情况下可能也有诊断作用：①发现尿中存在磷酸铵镁结晶提示可能存在慢性尿路感染。②发生急性肾损伤且出现草酸钙结晶，可能提示摄入了乙二醇。③发生急性肾损伤且尿中出现大量尿酸结晶，可能提示存在肿瘤溶解综合征。

六十七、常见尿沉渣镜检异常的诊断思路

不同形式的尿液分析结果可能提示特定类型的肾脏病。与所有的诊断性检查一样，这些

尿液分析结果必须结合病史、体格检查和可获得的实验室数据进行解读。尿液分析结果的类型和其所指向的诊断具体如下所述。

1. 血尿伴异形红细胞、红细胞管型和蛋白尿

这种症候群提示存在增生性肾小球疾病，在肾功能迅速下降时这是一种肾脏急症。

2. 大量蛋白尿不伴或伴微量血尿

大量蛋白尿伴椭圆形脂肪小体、富含脂质的管型及无血尿或有微量血尿提示非增生性肾小球疾病（包括严重的糖尿病肾病）。此外，这种情况还可能见于膜性肾病、局灶节段性肾小球硬化、微小病变型肾病和淀粉样变性，每种病变都有原发型和继发型。

3. 颗粒管型和（或）上皮细胞管型以及肾小管上皮细胞

在急性肾损伤患者中，出现颗粒和（或）上皮细胞管型伴或不伴游离肾小管上皮细胞，则提示急性肾小管坏死。观察到的颗粒管型数量可能还有预后意义。尿中出现颗粒管型和肾小管上皮细胞还与住院期间急性肾损伤的进展相关。

4. 单纯脓尿

单纯脓尿通常提示存在细菌性泌尿道感染。如果尿培养结果为阴性，则鉴别诊断的范围较广，包括部分或近期治疗的泌尿道感染、非细菌性感染（包括结核）、前列腺炎、间质性肾炎和肾结石。

六十八、尿沉渣镜检结果阴性的肾脏病患者可见于哪些情况

（1）对于急性肾损伤患者，尿沉渣镜检结果阴性（极少细胞伴极微量蛋白尿或无蛋白尿且无透明管型以外的其他管型）可能与急性肾小管坏死有关，但也可能提示以下疾病：①肾前性急性肾损伤，由实际循环血容量或有效循环血容量降低引起；②尿路梗阻；③高钙血症；④多发性骨髓瘤的管型肾病；⑤引起肾小球缺血但未形成梗死的血管疾病（例如，高血压急症、硬皮病、血栓性微血管病）或影响肾小球外血管的血管疾病（例如，动脉的胆固醇栓塞、结节性多动脉炎）；⑥肿瘤溶解综合征；⑦急性磷酸盐肾病。

（2）对于慢性肾脏病患者，尿沉渣镜检结果阴性通常提示：有效循环血容量持续降低状态（如心力衰竭患者）、尿路梗阻、慢性肾小管间质性疾病、轻链管型肾病以及缺血性或高血压性肾硬化。

六十九、尿液分析中尿液颜色有哪些？可能是什么原因

（一）红至棕色尿

评估这种异常的第一步是将尿液离心，观察红色是尿沉渣还是上清液。

如果只有尿沉渣是红色（上清液不红），则患者有血尿。

如果只有上清液是红色，则用干化学法检测上层清液是否有血红素。如果红色上清液的干化学法检测结果提示血红素阳性，则患者存在血红蛋白尿或肌红蛋白尿。如果红色上清液的干化学法检测结果提示血红素阴性，则患者可能有某种少见情况，包括卟啉病、使用膀胱镇痛药非那吡啶，以及易感个体食用了甜菜。

1. 血红蛋白尿和肌红蛋白尿

（1）血红蛋白尿是指尿液中存在游离血红蛋白，正常情况下游离血红蛋白只存在于完整

红细胞中。发生血管内溶血时可能出现这种情况，如急性溶血性输血反应或使用某些药物治疗重症疟疾期间（所谓的黑尿热就是指这种情况下出现的黑尿）。

（2）肌红蛋白尿是指尿液中存在游离肌红蛋白，正常情况下游离肌红蛋白只存在于完整肌细胞中。肌坏死（如肌肉挤压伤所致）期间可能出现这种情况。

血红蛋白尿和肌红蛋白尿都会使尿液变为红色或红棕色：

（1）由于体积较大（四聚体分子量为 69 000，二聚体分子量为 34 000）并且与触珠蛋白结合，血红蛋白相对比较难从肾小球滤过。只有未结合的二聚体可被肾小球滤过。只有触珠蛋白完全饱和并且游离血红蛋白的滤过负荷超过近端肾小管重吸收能力时，才会出现血红蛋白尿。尽管这不需要游离二聚体的血浆浓度非常高，但此时总血红蛋白浓度通常超过 100～1.5g/L，从而产生红至棕色的血浆。由于肝脏对触珠蛋白-血红蛋白复合物的清除，触珠蛋白水平通常下降。

血红蛋白尿通常伴有尿呈红色。但肾小球出血时血红蛋白通过肾单位的时间延长以及酸性尿可能导致形成高铁血红蛋白，使尿液呈现烟棕色或可乐色。

（2）相比之下，肌红蛋白是单体分子（分子量为 17 000），不与蛋白结合。因此该物质可被快速滤过和排泄，从而使血浆保持正常颜色，除非肾衰竭限制了肌红蛋白的排泄。此外，尽管肌红蛋白能与触珠蛋白结合，但亲和力低，因此过量的血浆肌红蛋白并不会降低血浆触珠蛋白浓度。过量肌红蛋白的来源为骨骼肌崩解（横纹肌溶解），这也与血清肌酸激酶浓度显著升高相关。

2. 红色尿的其他原因

多种情况都会导致尿液上清液是红色但血红素为阴性，包括：①使用某些药物，如利福平或苯妥英钠；②摄入食用色素；③摄入甜菜（甜菜尿）、大黄或番泻叶；④急性间歇性卟啉病。

（二）其他尿色

极少数情况下，尿液可呈现其他颜色，包括以下情况。

（1）白色尿：可能由脓尿、磷酸盐结晶、乳糜尿或丙泊酚引起。

（2）粉色尿：推测由尿酸结晶引起（可能在使用丙泊酚后出现）。

（3）绿色尿：可能由亚甲蓝、丙泊酚或阿米替林所致。

（4）黑色尿：可能由血红蛋白尿、肌红蛋白尿、黑尿热或褐黄病引起。褐黄病通常由尿黑酸导致（也称"黑尿病"），褐黄病中出现的黑色尿是经尿排泄尿黑酸引起，将尿液放置一段时间使尿黑酸氧化后才会出现黑尿。

（5）紫色尿：可能见于留置导尿管的患者出现细菌尿时。

七十、尿液分析中的血尿

不能用显而易见的基础疾病（如膀胱炎、输尿管结石）来解释的血尿相当常见。很多此类患者，特别是年轻的成年患者，血尿是一过性的，且无不良后果。不过在年龄较大（如超过 35 岁）的血尿患者中，即使血尿是一过性的，也存在比较大的恶性肿瘤风险。然而，即使对于年龄较大的患者，往往也较难发现血尿的泌尿系病因。

血尿可能为肉眼可见（称为肉眼血尿），也可能仅在尿沉渣镜检时被发现（称为镜下血尿）。

1. 肉眼血尿

当尿液颜色呈红色或褐色时，怀疑有肉眼血尿。尿液颜色的改变并不一定反映失血程度，因为 1L 尿液中含有 1ml 血液即可产生肉眼可见的颜色变化。肉眼血尿伴排出血凝块通常提示出血源于下尿路，也可见于一些肾内出血的情况（如肾癌）。由于经期和产后女性尿中的血液可能是污染所致，所以最好在其他原因的出血停止时再采集尿液分析样本。

评估尿液呈红色的患者时，第一步是对尿样进行离心，观察红色或褐色是位于尿沉渣还是上层清液中。当红至褐色仅见于尿沉渣中，而上层清液保持清澈透明时，则红至褐色尿液是血尿造成；如果上层清液呈红至褐色，则应该采用干化学法检测上层清液中是否存在血红素（血红蛋白或肌红蛋白）。

对于存在基础肾小球疾病的患者，肉眼血尿与发生一过性急性肾损害有关。肾活检显示，肾小管内的红细胞引起许多肾小管发生扩张，并出现与急性肾小管坏死相符的肾小管细胞损伤。这一关联在 IgA 肾病患者中表现得最清楚，但也可见于华法林或其他抗凝药物（如达比加群）过度抗凝的薄基底膜肾小球病和狼疮性肾炎患者的病例报告中。

2. 镜下血尿

镜下血尿是指血液仅在尿沉渣镜检时被发现。

以下情况，干化学法会产生更多假阳性结果：①男性射精后精液可出现在尿液中，从而可能导致试纸出现血红素阳性反应；②pH＞9 的碱性尿或者被用于清洁会阴的氧化剂污染时；③存在肌红蛋白尿或血红蛋白尿。

若干化学法检测结果呈阳性，一定要经尿液镜检证实。干化学法检测结果呈假阴性已在摄入大量维生素 C 的患者中有过证实。

七十一、临床中遇到血尿后需要想到什么

针对血尿患者的评估显示，81%的患者存在泌尿系病因。感染是最常见的病因，但还可见于肾乳头坏死、肾囊肿和一些膀胱恶性肿瘤。除血尿症状外，病史中往往存在一些指向某一特定诊断的线索，其中包括以下内容。

（1）伴发脓尿和尿痛，通常提示泌尿道感染，但也可在膀胱恶性肿瘤中出现。

（2）若存在上呼吸道疾病的症状或近期患上呼吸道感染，则应考虑感染后或感染相关性肾小球肾炎、IgA 肾病、血管炎、抗肾小球基底膜疾病或有时为遗传性肾炎的可能性。

（3）存在肾病阳性家族病史，如遗传性肾炎、多囊肾病、镰状细胞病等。

（4）可放射到腹股沟区的单侧腰痛，通常提示了由结石或血凝块导致的输尿管梗阻，但偶尔也可见于恶性肿瘤或 IgA 肾病。

（5）年龄较大的男性应询问是否伴有前列腺梗阻症状，如排尿踌躇和滴沥不尽。良性前列腺增生的细胞增生与血管增多有关，而新生血管可能比较脆弱。关于血尿在此类患者中是否较年龄匹配的对照组更常见，目前尚未达成一致。然而，目前普遍认为，不能因为存在良性前列腺增生就阻止临床医生实施进一步的血尿评估，尤其是对于年龄较大的男性，因为他们罹患更严重疾病的可能性更大，如前列腺癌或膀胱癌。对于未发现其他肉眼血尿原因的良性前列腺增生患者，非那雄胺通常可以抑制血尿症状。

（6）在没有其他可能原因的情况下，近期有剧烈运动或创伤。

（7）出血性疾病病史或者由于抗凝治疗过度而导致的多部位出血史。然而，仅存在血尿

症状难以用长期抗凝治疗解释。

（8）女性周期性血尿在经期及月经后不久最为明显，提示泌尿道子宫内膜异位。此时总是存在经血污染的可能，故应在经期结束后重复尿液分析以排除这一可能。

（9）服用可能会导致肾炎的药物，一般有其他表现，通常为肾功能不全。

（10）黑种人血尿患者应筛查镰状细胞性状或镰状细胞病，因为它们可导致肾乳头坏死和血尿。

（11）存在埃及血吸虫或结核病流行的地区旅行史或居住史。

（12）无菌性脓尿伴血尿，可见于肾结核、镇痛药性肾病、中毒性肾病及其他间质性肾病。

七十二、临床中血尿异常患者需要注意哪些方面

1. 是否为肾小球性出血

肾小球性出血的确定，需要通过识别异形红细胞、蛋白尿、细胞管型等评估。

肾小球性血尿可能由免疫介导所致的肾小球毛细血管壁损伤引起，或者在非炎性肾小球疾病中，如薄基底膜肾小球病，可能由肾小球毛细血管壁局部缺损导致。

肾小球性出血的征象包括存在红细胞管型、部分红细胞的异形表现，以及一些肉眼血尿患者的尿液呈褐色或可乐色，蛋白尿与血尿的发生存在时间关联且蛋白尿水平超过 500mg/d，提示有肾小球性出血；然而，既往有长期蛋白尿的患者新发血尿应考虑血尿为非肾小球性或来自泌尿道。

2. 红细胞管型

若存在红细胞管型，几乎可以诊断为肾小球肾炎或血管炎，不过此类管型也偶见于急性间质性肾炎。然而，没有此管型也并不能排除肾小球性血尿。

3. 红细胞形态学评估

红细胞形态学评估有助于确定血尿的原因。肾外出血时，红细胞通常呈圆形且形态均一（与外周血涂片中一样），而肾损伤时红细胞有外观变形，特别是患肾小球疾病时，但不仅限于肾小球疾病。异形红细胞的类型具有诊断意义。特别是，仅存在异形红细胞可能提示只有肾脏出血，而棘红细胞（带有囊状突出的环状红细胞，用相差显微镜观察得最清楚）是肾小球疾病的最佳预测指标。

4. 红至褐色尿

肉眼血尿尿液颜色的改变是另一种有帮助的发现。非肾小球性出血时，尿液颜色通常为红色或粉色，尽管肾小球性出血时也可能见到红色的尿液（特别是在碱性尿中）。但同时满足两个条件时，即通过肾单位的时间较长和尿液 pH 呈酸性，可能形成高铁血红蛋白，从而尿液呈烟褐色或可乐色。

5. 血凝块

若存在血凝块，则通常是由非肾小球性出血引起的。血凝块的出现意味着局部大量出血，其中进入尿液的全血量足以形成血凝块。

6. 蛋白尿

如上所述，与血尿有时间关联的蛋白尿提示存在肾小球性疾病。单纯的镜下血尿通常并不能导致蛋白排泄显著升高。即使是肉眼血尿，蛋白试纸法检测大于 1+ 的结果也很少在非肾小球性出血时出现，除非肉眼血尿量非常大。当患者的血尿量极大，特别是含有血凝块时，

应评估是否存在非肾小球性出血源，即使存在异常的蛋白尿也应如此。

7. 尿钙增高和高尿酸尿

多达 30%～35%有特发性血尿的儿童存在尿钙增高，而 5%～20%反复出现血尿的儿童有高尿酸尿。成年人中也有相似的发现。

8. 罕见情况

罕见的血尿原因包括：遗传性出血性毛细血管扩张、放射性膀胱炎、血吸虫病（在流行地区并不罕见）、动静脉畸形、肾静脉受压综合征及腰痛-血尿综合征等。

（1）肾静脉受压综合征：是指位于腹主动脉和肠系膜上动脉近端之间的左肾静脉受到压迫。肾静脉受压综合征可导致镜下血尿和肉眼血尿，主要见于亚洲儿童，也可见于成人。血尿一般没有症状，但也可能伴有左侧腰痛。

（2）腰痛-血尿综合征：是一种界定不明确的疾病，其特征往往为重度且持续的腰痛，以及提示肾小球来源的异形红细胞特征的血尿。该病患者的肾功能通常正常。

七十三、临床中哪些血尿患者需要行肾活检，哪些不需要

1. 肾活检指征

对于肾小球性血尿（通过存在异形红细胞和（或）红细胞管型来界定）患者，实施肾活检的主要指征是存在进展性疾病的危险因素，如蛋白尿和（或）血清肌酐浓度升高。对于存在肾小球性血尿且尿白蛋白排泄率超过 30mg/d 的患者，医生通常会实施活检，但这不包括临床表现与糖尿病肾病相符的患者。新发高血压，或者血压较之前稳定的基线值显著升高但不超过 140/90mmHg 者（例如，从 100/60mmHg 升至 130/80mmHg），发生进展性疾病的概率也会更大，但这主要见于同时还存在其他 1 种或 2 种不良预测因素的患者。

2. 无需肾活检指征

通常不会对存在孤立性肾小球性血尿，无血清肌酐升高、血压较之前稳定的基线值没有升高以及无全身表现或肾脏疾病家族史的患者实施肾活检，因为此类患者并没有特异性的治疗方法，其肾脏预后都很好。当对此类患者进行活检时，最常见的结果为活检结果正常，或者存在以下 4 种疾病中的 1 种：IgA 肾病、薄基底膜肾小球病（良性家族性血尿）、非特异性的肾小球轻微病变以及遗传性肾炎（Alport 综合征）。IgA 肾病是全世界最常见的肾小球疾病病因，特别是在亚洲。

对于持续性孤立性非肾小球性血尿（无异形红细胞或红细胞管型、无蛋白尿）患者，也无需进行肾活检。对于此类患者，尤其是存在恶性肿瘤的患者，需要通过影像学检查和（或）膀胱镜检查进行全面评估。

七十四、遇到血尿阳性患者怎么办

对于低水平血尿，如不伴其他症状或体征，无需即刻诊断。故合理的做法是在数日后对尿液进行复查，以明确血尿为一过性还是持续性。成人一过性镜下血尿很常见。

大部分一过性血尿患者并没有明显的病因。发热、感染、创伤和运动都可能造成一过性血尿。

一过性血尿也可见于泌尿道感染（如膀胱炎、前列腺炎）。此时，血尿常伴有脓尿和细菌尿，患者常诉尿痛。可能造成误诊的原因是，患者出现膀胱癌所致的肉眼血尿时也可观察

到尿痛（但无脓尿和菌尿）。

虽然一过性血尿通常为良性，但一个重要的例外情况是发生于 40 岁以上患者中的一过性血尿。对于这些患者而言，即使是一过性血尿，其发生恶性肿瘤的风险也是增加的。

七十五、遇到无症状镜下血尿患者什么情况应当考虑肿瘤可能

美国泌尿外科学会关于无症状性镜下血尿相关指南纳入了以下恶性肿瘤危险因素：①男性；②年龄＞35 岁；③过去或当前吸烟史，其中风险与暴露程度相关；④化学物质或染料（苯类或芳香胺类）的职业暴露史，如印刷工、油漆粉刷工、化工厂工人；⑤肉眼血尿病史；⑥排尿刺激症状病史；⑦慢性泌尿系感染史；⑧盆腔放射史；⑨环磷酰胺服用史；⑩长期留置异物史；⑪马兜铃酸暴露史；⑫镇痛剂滥用史，也与肾癌的高发病率相关。

七十六、血尿患者的常用影像学检查

对于存在其他原因无法解释的血尿患者，推荐腹部和盆腔 CT 不联合和联合使用静脉对比剂进行尿路造影 [也称为计算机体层摄影尿路造影（computed tomography urography，CTU）]。CTU 需要至少进行 2 次肾脏、输尿管和膀胱的影像学检查：初次不使用静脉对比剂，以评估是否存在肾结石和肾积水；之后给予静脉对比剂，以评估是否存在肾脏和尿路上皮异常。这包括排泄期显影，通常在快速给予静脉对比剂后 7～10 分钟获取图像。这些延迟图像为肾脏集合系统和输尿管评估所必需。

其他可用的检查方式包括：静脉肾盂造影（intravenous pyelography，IVP）；逆行肾盂造影；肾脏和膀胱超声检查；腹部和盆腔 MRI 不联合和联合使用静脉对比剂进行尿路造影 [也称为磁共振尿路造影（magnetic resonance urography，MRU）]。

虽然 CTU 对于几乎所有患者都是优选的初始影像学检查，但关于这种普遍推荐，仍存在一些例外情况：

（1）对于没有泌尿道恶性肿瘤危险因素的年轻（如年龄＜35 岁）患者，若不使用对比剂的 CTU 图像可明确证实肾结石，不应常规给予对比剂后影像获取。

（2）肾脏和膀胱超声检查而非 CTU 是妊娠女性评估的初始检查方式，这样可避免电离辐射。

（3）对于肾功能明显下降，即 eGFR＜30ml/（min·1.73m^2）的患者，因为对比剂通过肾脏和肾脏集合系统排泄受到限制，所以应推迟 CTU，改为推荐不使用对比剂的腹部和盆腔 CT。如果检查后发现不存在肾结石，可实施不使用对比剂的 MRU，因为其在发现肾脏和尿路上皮肿瘤方面比不使用对比剂的 CT 更敏感。逆行肾盂造影应被视为膀胱镜检查的一种辅助手段，以评估是否存在输尿管异常。

（4）若患者存在对碘化对比剂的轻度急性反应史，应在采取预防措施后再实施 CTU。对于存在中度或重度急性反应史的患者，应避免使用对比剂。在这种情况下，优选的检查方式取决于所怀疑的病因。不使用对比剂的 CTU 仅能用于评估是否存在肾结石，但这种检查对恶性肿瘤相对不敏感。MRU 能用于评估是否存在肾脏或尿路上皮肿瘤，但这种检查对非梗阻性结石不敏感。

1. CTU

这种检查可能对泌尿系恶性肿瘤或疾病风险增加的患者尤为适用。对于几乎所有存在不能解释的血尿患者，应行 CTU 联合膀胱镜检查，两者结合可全面评估泌尿系统。CTU 结合

了横断面 CT 成像和调定的图像采集方案来评估是否存在肾结石和尿路上皮肿瘤。虽然 CTU 方案在各个位置稍有差异，但在使用对比剂前通常应首先获取肾脏和泌尿集合系统的影像；在给予对比剂后，随后可获得肾实质期成像和排泄期影像，两者可同时获取或依次获取。未使用对比剂的影像可评估是否存在肾结石和肾积水；使用对比剂后的影像可评估是否存在肾脏和尿路上皮恶性肿瘤，以及在存在肾积水的情况下，评估是否存在梗阻肾功能受损。因此，CTU 可提供肾脏、输尿管、膀胱的解剖性和功能性成像。在诊断肾脏占位性病变、泌尿道结石以及肾盂肾盏和输尿管移行细胞癌时，CTU 比 IVP 或超声更准确。

2. IVP

IVP 是在静脉碘化对比剂给予前和后进行的肾脏、输尿管和膀胱 X 线成像检查。此外，通常应获取给予对比剂后的肾脏断层图像。IVP 在发现肾结石和肾脏占位性病变（特别是小占位）时的敏感性不及 CTU，因此它已在很大程度上为后者所取代。

3. 超声

与 CTU 相比，肾脏和膀胱超声检查的诊断性检出率较低，而且在发现尿路上皮移行细胞癌、小型肾脏占位性病变和结石方面的敏感性较低。然而，与 IVP 相比，在血尿的上泌尿道病因的诊断方面，超声检查的敏感性更高（96% vs 25%）。超声并不产生电离辐射，因此，对于存在血尿的妊娠期患者，推荐超声为初始影像学检查。在检查是否存在癌症时，超声（而非 CT）联合膀胱镜检查更符合成本效果。

4. MRU

MRU 并不具有普及性，关于诊断效能的数据较为有限。与 CTU 相比，在发现肾脏病变时，MRU 具有与之相当的诊断准确度，但在发现尿路上皮肿瘤时，MRU 的准确度很可能较低。结石或钙化在 MRU 图像中几乎不显影。然而，在检查小型肾脏占位性病变和识别致肾积水的肿瘤时，即使是不使用对比剂的 MRU，亦比不使用对比剂的 CT 更敏感（90% vs 42%）。因此，对于禁用碘化对比剂和已排除或认为不可能存在肾结石的患者，MRU 是有用的。MRU 并不会产生电离辐射，因此，对于经超声诊断为肾积水的妊娠女性，MRU 有助于定位梗阻的解剖部位。

5. 逆行肾盂造影

逆行肾盂造影是一种荧光检查法，即在膀胱镜下对输尿管插管，然后将碘化对比剂逆行注入输尿管。该检查通常是在手术室中对患者进行镇静或全身麻醉后实施，不常在诊室中进行。在诊断上尿路上皮肿瘤时，该检查与 CTU 相当。一项关于 CTU 和逆行肾盂造影诊断上尿路上皮肿瘤情况的回顾性研究证实，两者的敏感性和特异性均分别为 97% 和 93%。对于因肾功能受损而禁用静脉碘化对比剂的患者，适合将逆行肾盂造影用作膀胱镜检查的一种辅助手段来评估尿路上皮。

6. 膀胱镜检查

膀胱镜检查的相关优点如下：①可观察全膀胱，以发现有无恶性肿瘤或其他异常情况。②膀胱镜检查或许可明确肉眼血尿患者出血的来源。有可能明确出血源自膀胱还是单侧或双侧输尿管。膀胱镜检查是唯一可以使前列腺和尿道显像的检查方法。

七十七、膀胱镜检查适应证

（1）膀胱镜检查可使膀胱直接显像并能发现出血的恶性肿瘤来源或其他来源，故所有存在肉眼血尿但没有肾小球疾病或感染证据的患者应当进行该项检查。对于尿中出现血凝块的肉眼血尿患者，即使存在肾小球病变的证据，也应当进行膀胱镜检查，这是因为血凝块几乎与肾小球性出血无关。因此，若肾小球性出血患者存在血凝块，则提示上或下集合管系统存在病变。

（2）对于所有镜下血尿患者，若没有肾小球疾病、感染或已知血尿原因（如运动）的证据，但发生恶性肿瘤的风险增加，应当行膀胱镜检查。

（3）对于无影像学发现、尿细胞学阴性以及恶性肿瘤发生风险较低的镜下血尿患者，膀胱镜的诊断性检出率较高。对于此类患者，美国泌尿外科学会相关指南明确推荐进行膀胱镜检查。

七十八、运动性血尿形成原因

运动是血尿的多种诱发因素之一。运动诱发的血尿为无明显基础肾脏或泌尿道病理改变的个体，剧烈运动后出现且休息后缓解的肉眼或镜下血尿。运动也可能加重存在基础肾小球疾病（如 IgA 肾病）患者的血尿症状。多种形式的运动后都有引发血尿的报道。其中包括接触性运动，如美式橄榄球和拳击，以及非接触性运动，如长跑（马拉松或耐力跑）、划船和游泳。单车运动似乎很少引起血尿，但也有报道，如固定式单车运动（如动感单车）。

1. 创伤性

接触性运动相关血尿的原因可能是对肾脏和（或）膀胱造成了直接创伤。此外，由于膀胱的上下运动，长跑也可能引起膀胱创伤。

2. 非创伤性

非接触性运动，如划船、游泳及固定式单车运动（如动感单车），参与者可出现血尿。目前学者已提出了一些相关发生机制，但均未得到证实。其中一个机制是血液分流到运动的肌肉而导致肾脏缺血。另一个已提出的机制是缺氧状态引起的乳酸性酸中毒增加了肾小球的通透性，从而使红细胞通过滤过屏障进入尿液。

另一个导致非创伤性运动诱发性血尿的可能原因是肾静脉受压综合征，该综合征是指左肾静脉在腹主动脉与近端肠系膜上动脉之间受压。肾静脉受压综合征可引起镜下及肉眼血尿，主要见于儿童，尤其是亚洲儿童，但也可在成人中出现。这种血尿通常无症状，但也可能伴有左侧腰痛。这种血尿可在数日至 1 周内自发缓解，大多数患者没有必要做进一步的诊断性检查。如果停止运动远超 1 周后仍存在血尿，则需要针对血尿的其他原因进行评估。对于 50 岁以上的患者（尤其是男性），即便是一过性血尿（特别是复发性），也需要进行评估；对膀胱癌和肾脏癌症风险增加的其他特定患者也需要评估。

七十九、儿童镜下血尿的病因

镜下血尿在儿童中是一种较常见的检查发现。镜下血尿的病因有很多，其中大部分为良性，尤其在孤立性的无症状镜下血尿的儿童中。

儿童镜下血尿存在肾小球性出血的征象包括：①红细胞管型（肾小球疾病的特异性表现）。②无肉眼血尿时一次蛋白排泄大于 $100mg/m^2$。最好获取一份首次晨尿样本来测定尿蛋白/肌酐比值，因为这样可以排除直立性蛋白尿（一种正常情况）。

尽管出现上述表现有助于诊断，但是无上述表现并不能排除肾小球疾病。尿红细胞形态检查（尤其使用相差显微镜时）可能有助于区分肾小球性和非肾小球性出血。若存在超过 30%

的变形红细胞或超过 5% 的一种特定形式的红细胞（被称为"棘形红细胞"），则高度提示肾小球性血尿。在非肾小球性血尿中，镜检显示尿红细胞具有均一的、正常的大小和形状。然而，高钙尿症（血尿的一种非肾小球性病因）可能伴有变形红细胞，但无红细胞管型。

八十、儿童持续性镜下血尿常考虑哪些疾病

持续性镜下血尿最常见的原因包括肾小球疾病、高钙尿症和肾静脉受压综合征。这些疾病中的血尿持续时间是多变的。持续性血尿有不同的病因，具体如下所述。

1. IgA 肾病

若肾活检样本的免疫荧光试验显示系膜区有 IgA 沉积，即可诊断 IgA 肾病。患者常有持续性镜下血尿，并伴由上呼吸道或胃肠道疾病引发的肉眼血尿发作。患者通常没有肾脏疾病家族史。

2. Alport 综合征

典型 Alport 综合征（遗传性肾炎）是一种常染色体显性/隐性/X 连锁遗传性疾病，通常见于男性，常伴有高频感音神经性耳聋、眼部病变（包括前圆锥形晶状体）以及随时间进展的肾衰竭。杂合子女性携带者也可以出现血尿，但是通常没有进行性肾脏疾病。这些患者的遗传异常涉及编码 IV 型胶原 α5 链的基因（COL4A5）。此外，基因 COL4A3 和 COL4A4 的突变会引起常染色体隐性遗传和常染色体显性遗传两种形式的 Alport 综合征。

3. 薄基底膜肾小球病

薄基底膜肾小球病也称为良性家族性血尿，它是一种常染色体显性遗传性疾病。肾活检显示有电镜下的单纯性肾小球基底膜变薄。薄基底膜肾小球病患儿通常有血尿家族史，但无进行性肾病史。

4. 链球菌感染后肾小球肾炎

虽然链球菌感染后肾小球肾炎的临床表现各异，从无症状性镜下血尿到典型的急性肾炎综合征不等，但无症状性镜下血尿是最常见的临床表现。患者通常有皮肤或咽喉部的 A 组 β 型溶血性链球菌感染既往史，血尿通常会在发病后的 3~6 个月内消退。

5. 高钙尿症

高钙尿症在儿童中被定义为 6 岁以上儿童的尿钙/肌酐比值大于 0.2（mg/mg），它与无症状性镜下血尿相关。

6. 肾结石和肾钙沉着症

肾结石患儿通常表现为腹痛和肉眼血尿。然而，无症状的肾结石和肾钙沉着症患者偶尔会出现持续性镜下血尿。

7. 肾静脉受压综合征

肾静脉受压综合征是因左肾静脉在腹主动脉和肠系膜上动脉近端之间受压引起。本病会导致患儿出现无症状的血尿，但可能伴有左侧腰痛。肾静脉受压综合征可通过多普勒超声评估左肾静脉直径和峰流速来检测，也可通过 CT 检出。肾静脉受压综合征也可导致儿童直立性蛋白尿。

八十一、遇到儿童持续性镜下血尿怎么办

（1）应进行包括血压测量和尿液分析在内的评估，1 周 1 次，持续 2 周。务必确保在获

取尿液样本之前患者没有进行运动，因为剧烈运动可诱发血尿。只要患者出现症状或出现高血压、肉眼血尿或蛋白尿，就应进行全面评估。

（2）如果孤立性血尿持续存在，需进行尿培养。如果尿培养结果呈阳性，则应采用恰当的抗生素治疗。

（3）如果患者仍然没有症状且尿培养结果呈阴性，则继续随访观察患者，每 3～6 个月随访 1 次，包括进行体格检查及血压测定和尿液分析。

（4）如果无症状性孤立性血尿持续 1 年，则应进行下述后续评估：

1）测定尿钙/肌酐比值以检测高钙尿症。高钙尿症定义为尿钙/肌酐比值＞0.2（mg/mg），与无症状性镜下血尿相关。

2）检测患儿的父母和兄弟姐妹是否存在血尿，以发现可能的薄基底膜肾小球病（为常染色体显性遗传）或遗传性肾炎（主要为常染色体显性/隐性/X 连锁遗传病）。

3）如果临床怀疑有镰状细胞性状，则可考虑进行血红蛋白电泳。进行多普勒超声检查以检测是否存在肾静脉受压综合征。该项检查应仅由具备检测此项病变专业技术的临床医生实施。

八十二、遇到儿童持续性镜下血尿伴蛋白尿怎么办

1. 初步评估

首先应进行血清肌酐测量和尿蛋白定量，而尿蛋白定量的方法有 24 小时尿液收集或采用首次晨尿样本进行尿蛋白/肌酐比值测定。

（1）如果尿蛋白排泄大于 4mg/（m² · h），或者如果 2 岁以上儿童的首次晨尿样本中尿蛋白/肌酐比值大于 0.2（mg/mg）或年龄更小的儿童（6～24 个月）的首次晨尿样本中尿蛋白/肌酐比值大于 0.5（mg/mg），这种情况下很可能存在严重的肾脏疾病。

（2）如果尿蛋白排泄小于上述数值，则患者需要在 2～3 周后进行再次评估。

1）如果血尿和蛋白尿已缓解，则无需进一步评估。

2）如果仅存在无症状性镜下血尿，则按照针对无症状性孤立性镜下血尿的方式来监测患者。

3）如果蛋白尿持续存在，应将患者转诊至儿科肾脏疾病专家或具有治疗儿童肾脏疾病专业技术的临床医生处，以便开展进一步的评估。

进一步评估包括：尿液镜检，以确定是否有其他诊断性要素，如红细胞管型（如肾小球疾病）或脓尿（如感染）。

2. 实验室评估

（1）血清肌酐：以评估肾功能。

（2）补体检查（C3、C4）：链球菌感染后肾小球肾炎或狼疮性肾炎患者的补体水平可能异常低。

（3）血清白蛋白：在有基础性肾小球疾病的患儿中，低白蛋白血症可能提示肾病综合征。

（4）全血细胞计数：贫血可能提示潜在的全身性疾病，如系统性红斑狼疮（systemic lupus erythematosus，SLE）。

（5）如果考虑为链球菌感染后肾小球肾炎，则需要进行抗链球菌溶血素"O"滴度检测、链球菌酶检测。

（6）如果临床怀疑 SLE，则进行抗核抗体检测。

3. 影像学检查

影像学检查，其可能发现无症状性肾钙沉着症或肾静脉受压综合征。

4. 肾活检

如果有显著疾病或进行性疾病的证据，则进行肾活检以诊断基础性肾脏疾病。

八十三、遇到儿童有症状的镜下血尿怎么办

有症状的镜下血尿患者的评估取决于症状和临床所见。这类疾病最具挑战性，临床表现可能是非特异的（如发热、不适和体重减轻）、肾外的（如皮疹、紫癜和关节炎）或肾病相关的（如水肿、高血压、尿痛和少尿）。非特异性表现或肾外表现的存在提示全身性病程，如狼疮性肾炎或 IgA 血管炎（过敏性紫癜）。有症状的镜下血尿的肾脏病因包括肾小球疾病或肾间质疾病、下泌尿道疾病、肾结石、肿瘤和血管疾病。

根据病史和体格检查，诊断可能会比较简单明确。尿液分析有助于鉴别出血的肾小球性病因或非肾小球性病因。

1. 病史线索

病史中常有提示某一特定诊断的线索。

（1）近期创伤史。

（2）新发尿失禁、尿痛、尿频或尿急的病史提示尿路感染。

（3）疼痛向腹股沟放射的单侧腰痛史提示为由结石或血块所致的阻塞。相比之下，腰痛不伴放射痛但伴有发热、尿痛以及尿频和（或）尿急则提示急性肾盂肾炎。

（4）咽炎或脓疱疮史（血尿发生前 2～3 周）提示链球菌感染后肾小球肾炎，但近期上呼吸道感染（血尿发生前 1～2 日）可能和 IgA 肾病相关。

（5）可能存在易感性或既存性临床疾病病史，如镰状细胞病或性状、凝血病（如重度血友病）或耳聋（Alport 综合征）。

（6）存在血尿、肾脏疾病（如 Alport 综合征或结核性脑膜炎肾病）或肾结石的家族史。

（7）暴露于可导致间质性肾炎的药物环境下，但血尿通常不是此类患者的主要表现。

2. 体格检查

体格检查应该包括测量血压、评估水肿和近期体重增长情况、细致的皮肤检查（如检查是否有紫癜）、生殖器直接视诊，以及评估腹部不适或肿块。

3. 尿液分析

尿液分析可能提示潜在病因和可能的出血部位（是肾小球性还是非肾小球性）。症状性血尿的肾小球性病因包括 IgA 肾病、Alport 综合征和感染后肾小球肾炎。

4. 进一步评估

基于病史、体格检查和尿液分析，大多数病例可获得初步诊断，并且这将指导进一步的评估和（或）干预。

（1）创伤病史：进行腹部和盆腔 CT 以确定出血来源。

（2）尿路感染的症状或体征：可进行提示尿路感染的其他尿液分析。如果泌尿道症状和尿液分析提示感染但尿培养呈阴性，应考虑腺病毒为潜在的病因。

（3）会阴/尿道刺激症状或体征：进行支持治疗和心理安慰，以消除患儿和家长对血尿病

因的其他疑虑。

（4）肾结石的症状或体征：首先进行影像学检查评估。肾脏超声检查是儿童首选的检查方法。腹部平片可能对识别不透射线的结石有所帮助，但它会遗漏可透射线的尿酸结石、小结石或与骨性结构重叠的结石，并且不能发现阻塞。

（5）肾小球疾病的症状或体征：蛋白尿、红细胞管型、水肿和高血压等临床表现可提示血尿为肾小球源性。评估应包括血清肌酐、全血细胞计数、C3、C4 和血清白蛋白。

根据病史和体格检查结果，需考虑进行的其他检查包括 ASO 滴度、链球菌酶检测和抗核抗体检测。

八十四、遇到儿童肉眼血尿考虑什么疾病

儿童肉眼血尿最常见的病因包括尿路感染（urinary tract infection，UTI）、会阴或尿道口刺激，以及创伤。其他少见的原因包括肾结石、镰状细胞病/性状、凝血病变、肾小球疾病（包括感染后肾小球肾炎和 IgA 肾病）、恶性肿瘤（如肾母细胞瘤，以及罕见情况下甚至是膀胱移行细胞癌），以及药物引起的出血性膀胱炎（如使用环磷酰胺时）。排尿后尿道出血是一种良性病况，可能也见于男婴，大部分病例会在不晚于 1 岁时消退。

（1）肾小球源性血尿：最常见的两种诊断是 IgA 肾病和 Alport 综合征。

（2）非肾小球源性血尿：最常见的诊断是高钙尿症、尿道刺激或者创伤和出血性膀胱炎。

大多数肉眼血尿儿童的病因显而易见。临床医生一般可以通过完整的病史采集、体格检查和尿液分析来找出潜在病因。

八十五、镰状细胞病的定义及肾脏表现

镰状细胞病（sickle cell disease，SCD）是指血红蛋白基因镰状突变与其他 β 珠蛋白突变共遗传导致的一组相关异常血红蛋白病，如镰状 β 地中海贫血这类疾病可致红细胞镰变和血管阻塞。

镰状细胞病肾损伤的主要部位是由直小毛细血管供血的肾髓质。这些毛细血管构成的环境相对缺氧，呈酸性以及高渗，因此尤其易发镰变。缺氧、酸中毒和高渗都会增加镰变，其机制是通过影响血红蛋白结构而促发镰状血红蛋白聚合；高渗还可能影响细胞内的血红蛋白浓度。镰变继而以多种方式影响血管系统，包括增加红细胞对血管壁的黏附；增加炎症反应；增加血管张力，即溶血释放出的游离血红蛋白与一氧化氮结合而引起血管收缩；以及激活血小板和凝血因子。这些血管效应可导致肾髓质缺血和梗死，肾小球和肾小管功能逐渐丧失。导致自由水重吸收受损和尿浓缩功能减退。

肾脏改变的典型进展过程如下。

1. 早期变化

在婴儿期和儿童早期，肾小球压力可能增高，从而引起代偿性肾肥大、肾小球高滤过和尿浓缩功能受损，但肌酐通常处于参考范围。在儿童后期或成人早期，可能出现微量白蛋白尿和（或）血尿。血尿主要来自左侧是因为左肾静脉更长和"胡桃夹现象"，出现这种现象的原因是左肾静脉在腹主动脉和肠系膜上动脉之间受到压迫，从而导致该静脉血压升高。远端小管的氢和钾分泌可能受损，从而引起部分远端肾小管性酸中毒（renal tubular acidosis，RTA），早期病理表现包括肾小球增大、含铁血黄素沉积、肾乳头坏死（renal papillary necrosis，

RPN）和皮质梗死。

2. 后期变化

在成人早期，也可能出现大量白蛋白尿和肾小球滤过率降低，但肌酐可能仍然处于参考范围。在成人后期，肾小球滤过率逐步降低，部分患者发生终末期肾病（end-stage renal disease，ESRD），血清肌酐会升高。

八十六、急进性肾小球肾炎及新月体

急进性肾小球肾炎是一种临床综合征，表现为肾小球疾病的尿液分析特征，以及相对较短的数日、数周或数月内肾功能进行性丧失。它最常见的形态学特征为新月体广泛形成，即肾小囊腔毛细血管外增生。急进性肾小球肾炎可见于任何年龄段，包括儿童。疾病的严重程度与致病免疫过程的性质和类型有关，也与新月体形成程度部分相关。若是 80% 以上的肾小球有环状新月体形成，患者通常会出现难治性晚期肾衰竭。而形成新月体的肾小球不足 50% 的患者，尤其是新月体并非环状的患者，其病程发展通常更加缓慢，甚至可能缓解。一些病理医生仅将活检中新月体形成率＞50% 的病变称为急进性肾小球肾炎，而其他人则将条件放宽至活检中新月体形成率介于 10%～50%。一般而言，活检中新月体形成率＜10% 不被视为急进性肾小球肾炎，也不会有急进性肾小球肾炎病程或预后。

（一）新月体形成的机制

新月体形成似乎是对肾小球毛细血管壁严重损害的一种非特异性应答。肾小球毛细血管壁产生裂隙，即毛细血管壁出现局部缺口或连续性中断，可以引起一些后果，包括：血浆产物（包括纤维蛋白原）移入肾小囊腔并随后形成纤维蛋白；巨噬细胞和 T 细胞（Th1 和 Th17 CD4$^+$T 细胞）流入；释放促炎症细胞因子（如 IL-1 和 TNF-α）以及促凝血和纤溶抑制因子。因此，新月体可能见于伴肾小球毛细血管壁严重损伤的任意类型炎性肾小球疾病中，包括：免疫复合物疾病，如狼疮性肾炎、IgA 肾病和 IgA 血管炎、感染后肾小球肾炎；抗肾小球基膜（glomerular basement membrane，GBM）病；肾小球肾炎伴抗中性粒细胞胞质抗体（antineutrophil cytoplasmic antibody，ANCA）血管炎。这些疾病中有许多可以通过病史、临床表现和实验室检查确诊，此外，部分疾病还存在典型的免疫荧光和电镜表现。

活动性炎症早期通常会紧接着出现肾小囊腔纤维细胞性和纤维性新月体。胶原沉积由成纤维细胞生长因子驱使的成纤维细胞增生引起。转化生长因子 β 也被认为发挥了重要作用。该转变过程在临床上非常重要，因为出现纤维性新月体表示疾病发展到免疫抑制剂治疗不太可能有效的阶段。

（二）急进性肾小球肾炎的类型

1. 抗 GBM 抗体型急进性肾小球肾炎

该类患者的血中存在抗 GBM 抗体，对肾脏造成抗 GBM 抗体型急进性肾小球肾炎，通常比较少见。

2. 免疫复合物型急进性肾小球肾炎

免疫复合物型急进性肾小球肾炎是指肾小球中存在免疫复合物沉积。大部分患者的血清学和组织学表现会提示基础疾病，例如，IgA 肾病和 IgA 血管炎中的系膜和肾小球毛细血管壁 IgA 沉积；感染后肾小球肾炎中的抗链球菌抗体和上皮下"驼峰样"沉积；狼疮性肾炎中的抗核抗体，IgG、IgA、IgM、C3 和 C1q 的免疫荧光染色呈"满堂亮"表现并在系膜区和内皮下沉积；混合性冷球蛋白血症中的循环冷球蛋白和毛细血管腔内"血栓"。

3. 寡免疫型急进性肾小球肾炎

这是一种坏死性肾小球肾炎，免疫荧光法或电镜检测结果显示基本没有免疫复合物沉积。大多数血管炎局限于肾脏的患者为 ANCA 阳性，很多患者存在或将出现肉芽肿性血管炎或显微镜下多血管炎的全身症状。人们认为，在 ANCA 阴性患者中，局限于肾脏的寡免疫型急进性肾小球肾炎（局限于肾脏的血管炎），可能存在相似的临床特征、肾活检结果和预后。

一些 ANCA 阳性病例是由药物引起，如丙基硫氧嘧啶、肼屈嗪、别嘌醇、青霉胺、米诺环素、利福平和左旋咪唑。大多数此类患者存在循环抗髓过氧化物酶（myeloperoxidase，MPO）ANCA 抗体，但也有一些同时存在高滴度 MPO 和蛋白酶 3（proteinase 3，PR3）ANCA 抗体。一些患者同时具有 ANCA 阳性急进性肾小球肾炎和抗 GBM 抗体型急进性肾小球肾炎的特征，即"双抗体"阳性病例。此外，其他 ANCA 阳性的急进性肾小球肾炎患者会出现抗核抗体系列或其他狼疮血清学系列中某项阳性结果。

4. 特发性急进性肾小球肾炎

特发性急进性肾小球肾炎常指两种情况：不符合任一种已知分类的免疫复合物型病变，以及 ANCA 阴性的寡免疫型病变。前者并不常见，后者在急进性肾小球肾炎病例中的比例也不足 5%。

八十七、急进性肾小球肾炎临床表现与治疗

（一）临床表现

急进性肾小球肾炎的主要表现可能是一种严重肾病综合征，类似于感染后重度肾小球肾炎，临床表现为肉眼血尿急性发作、尿量减少、高血压和水肿。然而，更常见的情况是急进性肾小球肾炎隐匿起病，并以乏力或水肿为初始症状。

几乎所有患者在诊断时都存在肾功能不全，血浆肌酐浓度通常超过 3mg/dl（264μmol/L）。尿液分析通常可见变形红细胞血尿、红细胞和其他管型以及不同程度的蛋白尿。肾小球滤过率显著下降通常会限制蛋白滤过率；肾病综合征不常见，但最可能发生于肾功能不全程度较轻的患者中。

寡免疫型急进性肾小球肾炎常引发全身表现，包括肾外器官受累。虽然并非所有研究都观察到这点，但大多数报道都发现 ANCA 阳性和阴性患者出现全身性主诉的概率相近。

由于存在抗肺泡基底膜抗体，抗 GBM 抗体型急进性肾小球肾炎患者还可能出现肺出血和咯血。出血可能长期存在，从而导致贫血和铁缺乏。虽然同时存在肾小球肾炎和咯血应提示此病，但其他原因所致急进性肾小球肾炎也可出现相似表现，包括：肉芽肿性血管炎和显微镜下多血管炎，其发病率要高得多，还会直接累及肺部；新月体性狼疮性肾炎；任意肾小球疾病并发肺部炎症，如肺脓肿伴免疫复合物型肾小球肾炎。

（二）治疗

若不治疗，急进性肾小球肾炎通常会在数日、数周或数月内进展为终末期肾病。但若新

月体数量较少，即初始活检中新月体累及的肾小球＜50%，则病程可能较为迁延，进展相对缓慢。常规剂量口服泼尼松单用或联用硫唑嘌呤，通常仅有边际效益。因此，大多数急进性肾小球肾炎患者的初始治疗为甲泼尼龙冲击治疗，随后每日给予口服泼尼松、口服或静脉应用环磷酰胺或利妥昔单抗，某些情况下还要进行血浆置换。应通过肾活检和血清学检查早期诊断，并尽早开始恰当治疗，以尽量减轻不可逆的肾损伤。对于严重患者，尤其是肾活检延迟或活检结果解读延迟的患者，应开始经验性治疗。初始经验性治疗包括：静脉甲泼尼龙冲击治疗（500～1000mg/d，连用3日），并考虑进行血浆置换，尤其是患者存在咯血时。开始该方案经验性治疗后不久，肾活检组织学异常不会改变。

一旦确诊，可给予更具特异性的治疗：

（1）抗GBM抗体型急进性肾小球肾炎的治疗。

（2）ANCA阳性寡免疫型急进性肾小球肾炎的治疗。此外，ANCA阴性寡免疫型急进性肾小球肾炎属于GPA/MPA疾病范畴，治疗方案与ANCA阳性疾病相同。

（3）ANCA和抗GBM抗体双阳性急进性肾小球肾炎的治疗。

（4）IgA肾病、狼疮性肾炎、膜性肾病合并新月体形成、冷球蛋白血症等原因引起的免疫复合物型急进性肾小球肾炎的治疗。

（5）链球菌感染后肾小球肾炎及一些其他感染导到的肾小球肾炎患者通常可自发性恢复，但恢复可能不完全，尤其是成人。目前并无随机对照试验表明积极的免疫抑制治疗对此类患者有益，但一些专家推荐对严重的急进性肾小球肾炎患者使用糖皮质激素。

（6）某些急进性肾小球肾炎患者会表现为特发性免疫复合物型，这种情况罕见，目前并无明确的有用数据。应在治疗前和治疗期间对此类患者进行仔细评估，以明确是否可能存在基础感染性病因。方案与狼疮性肾炎或ANCA阳性急进性肾小球肾炎相似。

八十八、原发性肾小球微小病变的病理、发病机制、病因及诊断

原发性肾小球微小病变（MCD）是儿童肾病综合征的主要原因（约90%），也会在少数成人中引发肾病综合征（约10%）。MCD和局灶性节段性肾小球硬化症（focal segmental glomerulosclerosis，FSGS）的致病机制都主要是累及足细胞（足细胞病变），两者均无免疫沉积。

（一）流行病学

MCD是最常引起儿童肾病综合征的原因，发病率因年龄而异。

（1）在10岁以下的特发性肾病综合征儿童中，约90%的基础疾病都是MCD。

（2）在10岁以上的儿童中，MCD引发的肾病综合征仅占50%，而FSGS患者的比例有所增加。成人肾病综合征患者中的MCD比例更低。

除年龄外，种族也是在肾病综合征患者中预测MCD发生率的重要因素，亚裔及白种人肾病综合征患者中的MCD发生率最高，而非裔肾病综合征患者中FSGS发生率最高。

（二）病理学

MCD的特征性组织学病变为电镜下上皮细胞足突弥漫性消失（也称为"融合"）。具体而言是指足突回缩、增宽及变短。扁平的足细胞足突间隙减少，而它们要承担血浆滤过负荷，因此这可能是过量白蛋白进入肾小囊腔的原因之一。足突消失的程度与蛋白尿的程度无关。

足突可随蛋白尿的缓解而恢复正常形态。

（三）发病机制

1. 系统性 T 细胞功能障碍

系统性 T 细胞功能障碍会导致机体产生肾小球炎症因子。这种炎症因子可直接作用于肾小球毛细血管壁，造成明显的蛋白尿及足突融合。MCD 的发病机制可能涉及未成熟及分化程度较低的 T 细胞（CD34$^+$），而非成熟 T 细胞（CD34$^-$）。

2. B 细胞功能障碍

多年以来，研究者都认为 B 细胞在 MCD 病理生理中的作用微不足道。但从多项发现利妥昔单抗（消耗 CD20$^+$B 细胞的嵌合单克隆抗体）对 MCD 有效的论文中可以看出，B 细胞或 T 细胞可能会通过 B 细胞调节或刺激的通路产生肾小球炎症因子。这些关于利妥昔单抗治疗 MCD 的结果初步提示，除 T 细胞外，部分患者的 MCD 发病机制中还涉及 B 细胞。利妥昔单抗似乎只对糖皮质激素敏感型 MCD 有效，而对糖皮质激素耐药型 MCD 无效，可见糖皮质激素敏感型疾病和耐药型疾病的致病途径可能不同。

3. 肾小球炎症因子

免疫源性炎症因子改变了 MCD 患者的肾小球通透性，导致蛋白尿。免疫源性炎症因子为 Th2 细胞（helper T cell type 2，Th2）来源的细胞因子，特别是 IL-13。

4. 肾小球基膜的作用

肾小球基膜功能障碍，从而使蛋白通透性异常导致大量蛋白尿，肾小球基膜功能障碍同时与足细胞的功能异常相关。

5. 裂孔隔膜的作用

足细胞足突间的裂孔隔膜在肾小球通透性中具有关键作用。电镜下可见 MCD 患者的肾脏裂孔隔膜存在缺陷。

（四）病因

在继发性 MCD 中，肾病综合征可与肾小球外或肾小球病程同时出现或晚于后者出现。

MCD 与以下因素相关：①药物相关因素；②肿瘤；③感染；④变态反应；⑤其他肾小球疾病。

1. 药物相关因素

很多药物都可以导致有 MCD 组织病理学表现的肾病综合征，包括：

（1）非甾体抗炎药（nonsteroidal anti-inflammatory drug，NSAID）和选择性环氧合酶 2（cyclooxygenase 2，COX-2）抑制剂。NSAID 是最常引起继发性 MCD 的原因。

（2）抗生素（氨苄西林、利福平及头孢菌素类）。

（3）锂剂。

（4）D-青霉胺及硫普罗宁。

（5）帕米膦酸二钠及其他双膦酸盐类。

（6）柳氮磺胺吡啶及美沙拉嗪衍生物。

（7）三甲双酮。

（8）免疫接种。

（9）γ-干扰素。

2. 肿瘤

MCD 可伴发恶性肿瘤，尤其是血液系统恶性肿瘤，如霍奇金淋巴瘤（又称为霍奇金病）、非霍奇金淋巴瘤及白血病。部分患者可在出现 MCD 数月甚至数年后才发现淋巴瘤。

3. 感染

极少数 MCD 与感染有关，包括梅毒、结核病、支原体感染、埃立克体病、丙型肝炎病毒感染、棘球蚴感染，以及疏螺旋体病（莱姆病）。HIV 感染最常伴发塌陷型 FSGS，但也有感染者发生 MCD 的报道。

4. 变态反应

多达 30% 的 MCD 患者有过敏史。与 MCD 有关的过敏原很多，包括真菌、毒葛（藤）、豚草及梯牧草花粉、室内尘埃、水母蜇伤、蜂蜇伤和猫毛。变态反应或蜂蜇伤可引起肾病综合征发病或复发。

5. 其他肾小球疾病

MCD 可能伴有系膜 IgA 沉积及轻度系膜增生，提示 IgA 肾病和 MCD 同时发生。MCD 可伴发以下肾小球或肾脏疾病：①系统性红斑狼疮；②1 型糖尿病；③多囊肾；④HIV 肾病；⑤IgA 肾病。

（五）临床表现

大多数 MCD 患者一般是在数日至 1 周或 2 周内突然出现肾病综合征的症状和体征，通常是在上呼吸道或全身性感染后发生。肾病综合征的表现包括大量蛋白尿，主要是白蛋白尿；体重增加而后水肿；实验室检查可见低白蛋白血症，大多数病例有高脂血症。

（六）诊断

成人 MCD 患者的临床表现与其他肾小球疾病一致，并且短疗程的糖皮质激素治疗可能无效。开始使用糖皮质激素后，部分成人在 8 周内缓解，也有人需要长达 16 周的治疗，且会出现糖皮质激素性毒副作用。MCD 不能通过临床表现推断（与肾病综合征的其他原因不同），因此有肾病综合征表现的成人几乎都需要通过肾活检来确诊 MCD 并指导治疗。

八十九、原发性肾小球微小病变主要鉴别诊断

MCD 的病理特点为：光镜下肾小球外观正常且免疫荧光显微镜显示无补体或免疫球蛋白沉积。MCD 的特征性组织学病变是电镜下可见上皮细胞足突弥漫性消失。尽管其他原因引起的肾病综合征也可引起足突消失［如 FSGS（包括 HIV 相关性 FSGS）、膜性肾病（包括膜性狼疮性肾炎）、糖尿病肾病及淀粉样变性］，但它们在光镜和免疫荧光显微镜下都有其他特征性表现，一些疾病还有 MCD 中不存在的血液检查异常。除 MCD 外，还有 3 种疾病也常表现为肾病综合征，而且可能在光镜下仅有轻微病变：特发性系膜增生性肾小球肾炎、IgM 肾病以及 C1q 肾病。它们可能是 MCD 或 FSGS 的变异型，但也有一些医生认为其通常是独立疾病。

原发性 MCD 需与原发性 FSGS 鉴别，具体内容如下。

MCD 与 FSGS 是属于同一类疾病还是具有不同的致病机制仍有争议。除光镜下的改变

外，两者还能通过临床和病理特征区分。一方面，原发性 MCD 的特征为完全满足肾病综合征、电镜下足突完全融合，以及可通过免疫抑制治疗达到完全缓解（不过复发风险较高）。虽然患者可能会表现为急性肾损伤，但通常会恢复，而终末期肾病（end-stage renal disease，ESRD）非常罕见。

另一方面，FSGS 目前为描述性术语，同时囊括硬化性和非硬化性肾小球病变。FSGS 的致病机制很多（基因、高滤过以及药物或病毒损伤）。无上述致病机制（继发性）的 FSGS 为原发性（特发性）疾病，鉴于移植肾中可见 FSGS 复发，因此部分病例归咎于炎症因子。处理原发性 FSGS 的时候需注意，免疫抑制治疗仅对约一半的患者有效，而且通常是部分缓解（尖端损害型 FSGS 例外），而持续性存在大量蛋白尿的患者常会出现进展性肾衰竭。

原发性 FSGS 的活检诊断标准包括：弥漫性足突消失，以及至少 1 个肾小球中存在节段性肾小球硬化。但硬化性病灶为局灶性，活检样本中不一定含有受累的肾小球，这会导致医生将患者误诊为 MCD。例如，硬化性改变首先在近髓肾小球中发生，仅包含外层皮质的浅表活检或肾小球不足 8 个的活检可能就没有包含病损，此时采样误差可能会产生重要影响。

九十、糖皮质激素的停药指征

由于糖皮质激素具有强大的抗炎作用，并且有时认为其有免疫抑制活性，故糖皮质激素长期用于治疗多种疾病。但类固醇引发的副作用通常需要在疾病得到控制后尽快逐渐减量至停药。逐渐减量的过程必须要谨慎，既要避免基础疾病的活动性复发，也要避免类固醇治疗期间下丘脑-垂体-肾上腺轴（hypothalamic-pituitary-adrenal axis，HPA）受到抑制而可能引起的皮质醇缺乏。

糖皮质激素停药的指征：①已达到了最大的期待治疗效益；②经过充分试用后，达到的治疗效益仍不足；③糖皮质激素的副作用变得很严重或药物无法控制时，如骨质疏松或高血压。

另外，如果患者发生以下两种并发症，需要立即停用或者迅速大量减量，而不是逐渐减量：①类固醇引发急性精神病症状，并且抗精神病药物无效；②疱疹病毒引起的角膜溃疡，这种溃疡可快速引起角膜穿孔，并可能导致永久失明。

上述情况如果不可能立即停用糖皮质激素（如因为重要的临床需求而无法停用），则强烈建议使用最低的必需剂量，随后尽快停用类固醇。

九十一、激素导致的 HPA 抑制及评估

大量使用激素可能导致 HPA 抑制。

1. 有 HPA 抑制

已在接受糖皮质激素治疗的患者如果满足以下标准，则推定其有 HPA 抑制：

（1）糖皮质激素等效剂量高于 20mg/d 泼尼松，且已接受治疗 3 周以上的任何患者。

（2）接受的晚间/睡前等效剂量大于等于 5mg 泼尼松，并且使用时间超过数周的任何患者。

（3）有类库欣表现的任何患者。

2. 无 HPA 抑制

如果患者满足以下有关类固醇使用标准中的一条，则不太可能发生 HPA 抑制，故糖皮质

激素的减量主要考虑对基础疾病是否合适。

（1）接受任何剂量糖皮质激素治疗短于 3 周的患者。

（2）隔日使用泼尼松（或其等效剂量）小于 10mg 的患者。

3. 不能确定者

HPA 抑制的风险处于两者之间或不确定的患者有以下特征：

（1）接受泼尼松 10～20mg/d，且超过 3 周的患者。

（2）使用泼尼松（或其等效剂量）小于 10mg/d，并且不是作为单次睡前剂量，但使用超过数周的患者。

4. HPA 抑制的评估

临床上并不容易确定 HPA 的抑制程度。因此，实践中在开始糖皮质激素停药过程前不常进行任何 HPA 功能的检测。然而某些情况下可能需要进行这种检测，如计划进行择期手术的患者。给予合成 ACTH 后的反应是评估肾上腺皮质功能的优选方法。

低剂量 ACTH 刺激试验：对于需要检测的大多数患者，我们使用低剂量（1μg）ACTH 试验作为初始检测。

低剂量 ACTH 刺激试验和肾上腺反应正常的标准将在其他处详细总结。

九十二、糖皮质激素的逐渐减量方案

糖皮质激素短期治疗时（最长为 3 周），即使剂量相当高，也可直接停药，而无需逐渐减量。这期间使用糖皮质激素引起的 HPA 抑制将不会持续存在，也几乎不可能导致任何临床后果。然而，对于虚弱或危重患者，临床医生可选择更谨慎的处理措施，如下所述。

如果患者接受糖皮质激素的时间较长，我们建议采取的方案主要基于经验，并且有赖于以下假设：

（1）将年龄、虚弱、共存疾病、基础疾病发作的危险性和可能性、心理因素和既往使用糖皮质激素的持续时间等因素都纳入考量。

（2）病情足够稳定，所以适合逐渐减量至停药。

（3）患者已接受长期类固醇治疗，而不是接受可能用于哮喘的反复"冲击"治疗。

（4）如果泼尼松剂量低于 5mg/d，不常观察到 HPA 抑制。

逐渐减量的目标是采取合适的减量速度，既防止基础疾病的复发活动，又防止 HPA 持续抑制引起皮质醇缺乏的症状。我们通常的目标是相对稳定地每次减少 10%～20%，同时根据便利性和各患者的反应进行调整。按照以下方案逐渐减量至停药：

（1）如果初始剂量为大于 40mg/d 泼尼松或其等效剂量，每 1～2 周减少 5～10mg/d。

（2）如果剂量为 20～40mg/d 泼尼松，每 1～2 周减少 5mg/d。

（3）如果剂量为 10～20mg/d 泼尼松，每 2～3 周减少 2.5mg/d。

（4）如果剂量为 5～10mg/d 泼尼松，每 2～4 周减少 1mg/d。

（5）如果剂量低于 5mg/d 泼尼松，每 2～4 周减少 0.5mg/d。这可通过交替日剂量来实现，例如，第 1 日 5mg、第 2 日 4mg。

该方案通常可以防止患者出现皮质醇缺乏症状。然而，在此期间许多风湿病患者会报告其基础疾病的症状复发。在这种情况下，可能难以区分究竟是糖皮质激素停药的轻度症状（即关节痛和肌痛或"假性风湿病"），还是基础风湿性疾病复发。

如果症状不严重，我们会尝试等待 7~10 日，并使用 NSAID 或其他镇痛药。若症状在这段时间内消退，则提示是假性风湿病。如果症状在这段时间内并未消退，我们会将泼尼松剂量增加 10%~15%，并维持该剂量 2~4 周。如果症状消退，可以恢复上述逐渐减量方案，使用 2~4 周的减量周期，而不是 1~2 周。

如果这种轻微增加剂量不足以缓解症状，我们将泼尼松剂量加倍。如果疾病缓解，再以更慢的速度（如 1 个月 1 次）或以更小的减量幅度（如原先减幅的一半）重新开始逐渐减量。

临床医生还应清楚的是，如果有危及生命的疾病发作（如狼疮性肾炎急性复发、严重溶血、急性多发性肌炎或血管炎），则不适合逐渐增加剂量。在这些情况下，应该恢复使用类固醇的初始最大剂量。疾病发作消退后，可开始进行速度更慢或减幅更小的逐渐减量，但是在后面这些情况下，具体的指南就会复杂且不实用。

九十三、导致高钾血症的病因

高钾血症的主要原因是细胞内钾释放量增加，以及最常见的尿钾排出减少。细胞内与细胞外液钾离子浓度之比是跨膜静息膜电位的主要决定因素，这奠定了动作电位产生的基础，而动作电位是维持正常神经及肌肉功能所必需的。因此，高钾血症和低钾血症均可导致肌肉麻痹以及可能致死的心律失常。

导致细胞钾离子释放增加的因素如下所述。

1. 假性高钾血症

假性高钾血症是指通常由血液样本采集期间或之后钾离子移出细胞所致的血清钾浓度测量值升高。如果患者无症状，也无相关心电图表现及病因，应怀疑可能为假性高钾血症。

2. 代谢性酸中毒

除乳酸酸中毒或酮症酸中毒所致的有机酸中毒外，其他代谢性酸中毒患者为缓冲细胞内过量的氢离子，会将钾离子移至细胞外液，这种跨细胞转移在某种程度上由细胞需维持电中性决定。

3. 胰岛素缺乏、高血糖和高渗透压

在血糖未控制的糖尿病中即使患者由于渗透性利尿致尿钾丢失而发生钾明显减少，胰岛素缺乏（不论是分泌受损还是胰岛素抵抗）合并高血糖所致的高渗透压仍然会引起高钾血症。

4. 除糖尿病外的其他原因

除糖尿病外的其他疾病也可引起胰岛素缺乏和（或）高渗透压，从而导致高钾血症。例如：

（1）生长抑素或生长抑素激动剂（奥曲肽）治疗导致的胰岛素水平下降可引起血清钾升高。程度因临床情况不同而有所差异。

（2）禁食时胰岛素水平适量下降，可引起血浆钾升高。这在透析患者中尤其麻烦。

（3）除胰岛素缺乏引起的高血糖外，高渗透压引起的高钾血症也与高钠血症、静脉用免疫球蛋白所含蔗糖、放射性对比剂，以及应用高渗性甘露醇有关。

5. 组织分解代谢增加

组织分解代谢增加的任何原因均会引起细胞内钾离子释放进入细胞外液，从而发生高钾血症，尤其是还存在肾衰竭时。临床示例包括创伤（包括非挤压性创伤）、白血病或淋巴瘤患者接受细胞毒性治疗或放疗（肿瘤溶解综合征），以及重度意外性低体温。

6. β 受体阻滞剂

β_2 肾上腺素能活性增加可驱使钾离子进入细胞,从而降低血清钾浓度。β 受体阻滞剂可干扰上述作用,尤其是在钾负荷后。血清钾升高主要见于应用非选择性 β 受体阻滞剂时,如普萘洛尔和拉贝洛尔。

7. 运动

正常情况下,运动时钾离子从肌细胞内释放。这种血浆钾增高几乎没有临床意义,只有一个重要例外,即采血期间反复握拳可干扰血清钾浓度的准确评估。采血期间反复握拳可使在前臂测得的血清钾浓度急性升高 1mmol/L 以上,从而表现为假性高钾血症。

8. 高血钾性周期性麻痹

高血钾性周期性麻痹是一种常染色体显性遗传病,无力或麻痹通常可由受凉、运动后立即休息、禁食或摄入少量钾诱发。高血钾性周期性麻痹最常见的异常是编码骨骼肌细胞钠通道 α 亚基的基因发生点突变。

9. 醛固酮分泌减少

低肾素性醛固酮减少症或某些药物等引起醛固酮释放减少的任何情况均可降低钾分泌的效率,从而引起高钾血症和代谢性酸中毒(称为Ⅳ型肾小管性酸中毒)。常涉及的药物包括血管紧张素抑制剂、非甾体抗炎药、钙调磷酸酶抑制剂和肝素。

10. 醛固酮反应降低

有许多高钾血症病因是醛固酮反应降低(也称为醛固酮或盐皮质激素抵抗)。最常见的是应用保钾利尿剂,以及急慢性肾病(其他因素也可能起促成作用)。

11. 保钾利尿剂

有两类药物即使在醛固酮水平正常或偏高时也会减弱肾脏钾分泌:与醛固酮竞争受体结合位点的醛固酮拮抗剂(如螺内酯和依普利酮);以及直接阻滞集合管中主细胞顶端膜(腔面膜)钠通道的药物(如阿米洛利和氨苯蝶啶)。

12. 电压依赖型肾小管性酸中毒

在部分远端肾小管性酸中毒患者中,主要缺陷为远端小管后的连接小管和皮质集合管中主细胞的钠离子重吸收受损。钠离子从管腔移向主细胞内,使得管腔呈负电性,从而促进氢离子和钾离子的分泌。相比之下,钠离子重吸收受损使氢离子和钾离子的分泌都减少,从而促发代谢性酸中毒和高钾血症。该病称为电压依赖型肾小管性酸中毒,与尿路梗阻、狼疮性肾炎、镰状细胞病和肾脏淀粉样变性相关。

13. 1 型假性低醛固酮症

1 型假性低醛固酮症是一种罕见的遗传性疾病,特征为醛固酮抵抗。若为常染色体隐性遗传,影响上皮钠离子通道(ENaC);大多数患者为常染色体显性遗传,影响盐皮质激素受体。

14. 急性和慢性肾病

高钾血症是急性和慢性肾病的常见并发症。在急性肾脏损伤患者中,高钾血症最常见于细胞内钾离子释放增加(如由横纹肌溶解或肿瘤溶解综合征导致)合并少尿时。

15. 2 型假性低醛固酮症

若一种遗传性综合征表现为高钾血症、血容量增加、高血压和其余肾功能正常,此种疾病称为 2 型假性低醛固酮症或 Gordon 综合征或家族性高钾性高血压。醛固酮分泌减少是对血容量增加的恰当反应。

16. 输尿管空肠吻合术

输尿管空肠吻合术是将输尿管插入空肠，患者可发生血清钾浓度增高。此时空肠可能吸收尿液中的钾导致高钾血症。

九十四、肾病综合征是否要肾活检

大多数成人和大龄儿童发生的明显特发性肾病综合征（即无明显基础疾病）需要肾活检。此时可能存在特发性肾病综合征的三大病因之一，即微小病变型肾病、FSGS 或膜性肾病。肾活检结果常会影响成人和大龄儿童的治疗决策。存在肾病综合征的系统性红斑狼疮患者通常也需要肾活检，因为即使很可能是狼疮性膜性肾病，也可能存在增生性病变。

但也有多种肾病综合征患者在诊断时通常无需肾活检，包括以下疾病。

（1）有多年糖尿病的患者，其最初的表现是白蛋白尿中度升高（以前称为微量白蛋白尿），多年来慢慢进展为显性蛋白尿。但也可以出现非糖尿病性肾病，多种临床线索能提示这一点。

（2）除外决定依靠肾活检改变治疗者，根据病史和有无肾外受累，似乎是由原发性（即 AL 型）或继发性（AA 型）淀粉样变性导致肾病综合征的患者，腹部脂肪垫活检等微创组织活检可以诊断 AL 型或 AA 型淀粉样变性。

（3）6 岁以下儿童的肾病综合征急性发作，因为超过 90% 为微小病变型肾病。较年长患儿可能由其他原因引起肾病综合征。

（4）患者（儿童和成人）类固醇敏感型肾病综合征在适当免疫抑制治疗停止后复发，如微小病变型肾病频繁复发。

（5）可能与某种药物有关的肾病综合征患者，如非甾体抗炎药、帕米膦酸二钠、青霉胺、金剂或锂剂。临床上有可能在停用诱发药物后长达数年才观察到恢复，如由青霉胺或金剂导致的肾病综合征。如果肾病综合征伴有中至重度急性肾损伤，诊断时可进行肾活检。

（6）明显（已确诊为）恶性肿瘤的患者。主要关联对包括膜性肾病与实体肿瘤；膜性肾病与血液系统恶性肿瘤（但相对少见），如慢性淋巴细胞白血病；微小病变型肾病与淋巴瘤或白血病。此时，有效治疗恶性肿瘤通常可以缓解肾病综合征。

（7）随着时间推移蛋白尿缓慢增加的重度肥胖患者，常为亚肾病性蛋白尿，而不是肾病综合征的突然发作。这些患者常有继发性 FSGS（又称肥胖相关性肾小球病）或糖尿病肾病。减肥常可以改善继发性 FSGS 患者的蛋白尿。但需对突发肾病综合征的肥胖患者进行肾活检。

（8）抗磷脂酶 A2 受体（phospholipase A2 receptor，PLA2R）抗体血清检测阳性的肾病综合征患者。这些患者通常无需肾活检即可诊断为原发性膜性肾病。

但一些情况中，此类患者应进行肾活检，包括：存在其他继发性疾病标志物（如乙肝抗原、抗核抗体）者，以鉴别原发性与继发性疾病；尿沉渣镜检有活动性发现或肾功能快速下降者，以排除叠加有急进性肾小球肾炎以及评估慢性损伤程度。

九十五、无需肾活检的疾病

有下列临床表现者一般无需肾活检。

1. 单纯性肾小球性血尿

若存在无症状镜下血尿，即有异形红细胞的持续性镜下血尿、干试纸检测蛋白尿为阴性、血清肌酐浓度正常、血压正常，则一般预后较好，肾活检可能不会改变治疗。当进行肾活检时，通常发现结果正常或出现以下 3 种异常之一：IgA 肾病、Alport 综合征或薄基底膜肾小球病。没有蛋白尿的 IgA 肾病或薄基底膜肾小球病患者大多长期预后良好，并且除了血管紧张素转化酶抑制剂，尚无对此明确有效的疗法。但一些患者（如 Alport 综合征患者）可能会为了遗传咨询而希望进行组织学诊断。

2. 单纯性非肾病范围蛋白尿

若患者为轻度蛋白尿（<500mg/d 或 24 小时<500mg/g）或白蛋白尿（<300mg/d 或 24 小时<300mg/g）、无肾小球性血尿、肾功能正常（校正年龄）、没有临床或血清学证据表明存在可引起肾小球肾炎的全身性疾病（如系统性红斑狼疮、血管炎或副蛋白血症），则通常不会进行肾活检。其中一些患者会有原发性 FSGS、IgA 肾病或膜性肾病，但非肾病范围蛋白尿的预后通常很好，故此时无需行免疫抑制疗法。其他患者会因缺血性肾损伤（可见于肾硬化）或肾单位丧失（可见于反流性肾病）而出现继发性 FSGS。

此外，还有一些疾病为肾活检的禁忌证，如以下情况中，通常不会为诊断原发性肾脏疾病而行经皮穿刺肾活检。

（1）回声增强的小肾脏［通常超声检出长度不足 9cm，但需要校正身高、体重和（或）BMI］，一般提示慢性不可逆性肾病。

（2）孤立自体肾（相对禁忌证）。

（3）多发双侧肾囊肿或肾肿瘤。

（4）无法纠正的出血体质（如血小板损伤或凝血异常）。

（5）抗高血压药物无法控制的重度高血压（即收缩压>170mmHg）。

（6）肾积水。

（7）处于活动期的肾或肾周感染。

（8）可能增加风险的肾脏解剖学异常，如多囊肾或马蹄肾。

（9）穿刺活检部位的皮肤感染。

（10）患者不配合。

（11）没有技术娴熟的操作者，如擅长活检的肾病科医生或介入放射科医生。或是没有合适的病理学技术。

年龄大并非肾活检的禁忌证。一些研究表明，对于老年人（60～65 岁以上），经皮穿刺肾活检安全可行，且 15%～33% 的病例借此得到了意料之外的诊断。甚至在高龄（80 岁以上）人群中，肾活检可能也有诊断和预后价值。妊娠并非经皮穿刺肾活检的禁忌证。孤立自体肾并非经皮穿刺肾活检的绝对禁忌证，过去由于担忧严重出血可能导致肾切除，从而丧失全部的功能性肾实质，孤立自体肾曾被视为经皮穿刺肾活检的绝对禁忌证。

九十六、肾活检前的准备工作

1. 患者评估

在经皮穿刺肾活检前，应完成病史采集、查体和特定实验室检查，以确定并发症（如出血）风险是否增加。活检部位上覆皮肤应无感染的征象，血压应控制良好。我们建议将活检前后的血压控制在 140/90mmHg 以下。由于高血压是出血并发症的危险因素，我们一般不会对收缩压>170mmHg 的患者实施择期肾活检。患者也应该能遵从简单的指令。

推荐的实验室检查包括：完整的生化检查、全血细胞计数、凝血酶原时间、国际标准化比值（international normalized ratio，INR）和活化部分凝血活酶时间（activated partial thromboplastin time，APTT）。活检前，应行肾脏超声以评估有无可能妨碍经皮穿刺活检实施的解剖异常（如孤立肾、多囊肾、异位肾或马蹄肾、肾脏回声范围小或肾积水）及其大小。活检时通常要行肾脏超声，除非是在 CT 引导下或由外科医生实施开放式活检。血小板减少会增加肾活检后出血的风险。

2. 药物管理

（1）抗血小板或抗血栓药物：对于正在服用抗血小板或抗血栓药物（如阿司匹林、双嘧达莫和非甾体抗炎药）的患者，应当注意药物方案调整。

（2）抗凝药：长期抗凝患者的管理必须因人而异，通常需与血液科和心脏病科协商，视情况而定。

对于长期抗凝的患者，必须考虑的问题包括如下：

（1）肾活检对诊断、预后和（或）治疗是否必不可少。

（2）长期抗凝的指征和抗凝治疗暂停后血栓形成的风险（例如，静脉和动脉血栓形成、心脏机械瓣膜）。

（3）肾活检后出血的风险。除了抗凝治疗，活检后出血的危险因素还包括肾功能水平（及相关的血小板功能障碍）、贫血和血压。

以下是关于此类患者治疗的一般指导：

（1）使用华法林者：停用华法林以便 INR 降至 1.5 以下，或若必须尽快活检，可给予维生素 K 逆转。肾活检前一旦 INR 低于 2 及活检后至重启口服抗凝药物期间，由血栓形成或栓塞的感知风险（如事件的类型、之前事件的频率和距今时间）决定是否需用肝素。

（2）静脉用肝素者：静脉用肝素应在肾活检前至少停用 6 小时，以便 APTT 恢复正常，并应尽量在至少 12～24 小时后才恢复用药。虽然大多数临床严重出血是在肾活检后 12～24 小时发现，但出血也可能在活检后长达数日才发生。应密切监测使用肝素的患者是否有出血征象（生命体征、连续血细胞比容）。

（3）使用低分子量肝素者：患者应在活检前 1 日停用低分子量肝素，有血栓栓塞性事件高风险的患者可以在活检后 48～72 小时恢复用药。

（4）使用直接口服抗凝药者：由于没有经皮穿刺肾活检患者相关直接口服抗凝药（direct oral anticoagulant，DOAC）应用和出血并发症的数据，医生会对有血栓栓塞低风险的患者在活检前 5 日就停用 DOAC，并对有高风险的患者静脉给予肝素桥接。

连续监测血红蛋白或血细胞比容在一定程度上可确定临床严重出血，若无此类出血证据，大部分医生会在活检后约 7 日给予华法林或 DOAC 重新口服抗凝。

九十七、经皮肾穿刺活检的操作注意事项

经皮肾穿刺活检患者应签署肾活检知情同意书。应询问其是否对局部麻醉药和含碘溶液过敏。操作前，建立外周静脉通路，通常让患者取俯卧位，在其腹部下放置一个枕头。如果患者为妊娠状态或非常肥胖，活检可采取坐位、侧卧位或斜仰卧位。焦虑的患者可能需要轻度镇静，但是应用镇静剂时，应谨慎并考虑药物的副作用。

经皮肾穿刺活检通常采用局部麻醉（一般为 2%盐酸利多卡因），在超声引导下进行。超声的作用包括：定位误穿大血管风险最小的理想部位，即肾脏下极；确定肾脏大小；检测出

意料之外的囊肿，此时可能需要使用对侧肾。肾下极定位后，需在皮肤上作出标记以明确活检穿刺针插入的部位，随后对该部位进行备皮和麻醉。超声引导下，脊椎穿刺针可以定位肾下极包膜并为活检针道提供麻醉。

临床最常使用实时超声引导活检针直接进入肾下极。该程序有些烦琐，但优势在于针芯穿刺活检组织时，可以直接看见穿刺针的位置。一般推荐获取 2 份针芯肾组织，并应在 10 倍镜下评估有无肾小球。此外，根据可能诊断的不同，需要的肾组织数量也会有所不同。例如，弥漫增生性狼疮性肾炎与局灶病变（大致定义为在光镜下受累肾小球少于 50%）之间的区别，可能需要高达 100 个肾小球才能以一个合理的统计确定性做出诊断；经皮肾穿刺活检很少会采集到该数量的肾组织，因此采样误差或许可以解释局灶性病变患者临床结局中的差异。取样组织较少时，组织可能需要优先用于光镜、荧光免疫显微镜或电镜，具体取决于考虑的诊断。

活检后患者应仰卧 4～6 小时，然后卧床休息一夜。需要密切监测生命体征，以便检测是否有出血和出现其他并发症。监测生命体征的频次是活检后最初 1 小时期间每 15 分钟 1 次，接下来 4 小时中每 30 分钟 1 次，若患者生命体征稳定，其后则在每次常规监测中进行。活检后，在不同时间点检测全血细胞计数，首次检测通常是在活检后 6 小时内。应确保血压控制良好（目标值<140/90mmHg），以尽量降低出血风险。提示活检后显著出血的临床表现包括：腹痛和（或）腰痛，尤其是突发性疼痛；尿液中出现血凝块。心动过速和低血压可能也提示显著出血。若怀疑出血，应检查全血细胞计数及实施腹部影像学检查（超声或 CT）。如有血流动力学不稳定，可能需要尽快进行血管造影甚或不经影像学检查实施手术。

（一）并发症

1. 出血

出血是肾活检的主要并发症。相比其他部位活检，肾活检后出血风险最高（1.2%）。肾活检后出血可发生在以下 3 个部位：

（1）进入集合系统，导致镜下或肉眼血尿，并可能导致输尿管梗阻。

（2）肾被膜下，导致压力填塞和疼痛。

（3）进入肾周间隙，导致血肿形成和可能出现血细胞比容大幅下降。

2. 其他并发症

其他可能与出血相关或不相关的肾活检潜在并发症包括：

（1）4%的患者疼痛持续超过 12 小时。这一问题在肉眼可见血尿的患者中可能是由于血凝块导致输尿管梗阻，或可能是肾被膜下血肿使肾被膜牵拉导致。

（2）可多达 14%的患者由于相邻的动脉和静脉壁损伤，形成动静脉瘘。活检后的瘘通常无临床表现，经 1～2 年可自发消退。

（3）另一种罕见的并发症是"Page 肾"导致的缓进型高血压。此时，大的被膜下血肿压迫可引起缺血，导致肾素-血管紧张素系统的持续性激活，进而引发高血压。

（4）0.2%的患者可能会发生肾周软组织感染，最常发生于肾实质活动性感染者。

（5）少数病例可能会发生肝、胰腺、脾甚或主动脉刺伤，或者是刺破泌尿道形成尿囊肿。

（二）活检样本的评估

经皮穿刺肾活检的常规评估涉及光镜下的组织检查、免疫荧光检查和电镜检查。评估中每项检查都可以提供重要的诊断信息。活检标本的常规免疫荧光检查至少应包括评估 IgG、IgM、IgA、C3、C4、C1q、白蛋白、纤维蛋白和免疫球蛋白 κ 和 λ 轻链。在有条件的某些情况下进行特殊检查可能有用，包括评估血清淀粉样蛋白 A 沉积、IgG 亚类（IgG 1~4）、磷脂酶 A2 受体、胶原蛋白链（α3、α4 和 α5）、DnaJ 热休克蛋白家族（Hsp40）成员 B9（DNAJB9），以及质谱法。若初始样本中没有肾小球，经链霉蛋白酶消化的石蜡切片免疫荧光显微镜检查可能有助于挽救性诊断。通常需要电镜的诊断包括微小病变型肾病、FSGS、膜增生性肾小球肾炎、膜性肾病、薄基底膜肾小球病和 Alport 综合征、感染后肾小球肾炎、HIV 相关性肾病、淀粉样变性、免疫球蛋白沉积病、纤维样肾小球肾炎和免疫触须样肾小球病。

九十八、IgA 肾病的病理和牛津分型

（一）IgA 肾病的病理

仅肾活检可确诊 IgA 肾病。

1. 免疫荧光显微镜检查

在免疫荧光显微镜检查时会观察到具有诊断意义的表现，表现为系膜区主要沉积 IgA、主要沉积 IgA 和 IgG、主要沉积 IgA 和 IgM，或主要沉积 IgA、IgG 和 IgM。沉积的 IgA 主要为含 J 链的多聚 IgA1，其中以 λ 轻链为主。多达 1/3 的患者还可出现内皮下毛细血管壁 IgA 沉积，这种现象与组织学活动度更高（系膜区和毛细血管内细胞过多加重）和肾脏结局更差相关。在大约 1/3 病例中观察到 IgG 共同沉积，而这已被报道为肾脏结局不良的独立危险因素。90% 以上病例有肾小球补体 C3 沉积。几乎总是不存在 C1q，这提示补体是经旁路和（或）凝集素途径被激活。常能发现旁路途径成分沉积，即备解素和 H 因子。尽管 IgA 肾病的系膜区 IgA 沉积可呈弥漫性（肾脏中有超过 50% 的肾小球受累）和整个肾小球受累，不过这种沉积的病理学反应有显著异质性，可为局灶性（累积小于 50% 肾小球）或节段性。

2. 光学显微镜检查

光学显微镜下的主要发现，即系膜细胞增多和基质扩张，常为局灶性。节段性新月体相对不常见，但若仅获得少量肾小球，则可能会因为抽样误差被遗漏。在肾功能迅速恶化的 IgA 肾病患者中，常观察到伴或不伴新月体形成的节段性坏死，这是与进行性"毛细血管炎"一致的表现。以肾小球滤过率降低和蛋白尿增加为特征的后期临床表现常与显示慢性疾病特征的肾活检结果有关：肾小球硬化、肾小管间质炎症、小管萎缩和间质纤维化。一些证据表明部分 IgA 肾病显示出典型的足细胞病活检特征。已有不同报道反映了血栓性微血管病与 IgA 肾病之间的联系。这种情况下通常伴有未受控制的高血压或恶性高血压，并预示着肾脏结局差。该病变在牛津分类研究及后续验证研究中不常被观察到，因此容易出现解读差异。

3. 电子显微镜检查

电子显微镜检查通常显示电子致密物沉积，这主要局限于肾小球系膜（在系膜细胞外、系膜间隙中），但也可能出现在内皮下与上皮下区域。这些沉积物的数量和大小通常与光学显微镜检查中观察到变化的严重程度高度相关。部分 IgA 肾病患者同时存在肾小球基底膜弥漫性变薄，后者与薄基底膜肾小球病难以区分。尚不明确此类患者的临床病程与典型 IgA 肾病是否有差异。来自法国的初步研究工作提示此类患者可能有更良性的结局，原因可能是领先时间偏倚，因为血尿使他们在自然病程更早期得到临床医生的关注。狼疮性肾炎是另一种

与显著的肾小球系膜 IgA 沉积有关的疾病。狼疮性肾炎与 IgA 肾病可从组织学上区分，前者表现为 IgG 沉积比 IgA 更明显，且存在大量 C1q 沉积，表明经典补体途径激活，这与 IgA 肾病中的旁路和（或）凝集素途径激活形成对比。

（二）IgA 肾病的牛津分型

推荐每例 IgA 肾病的活检报告应纳入基于下列 5 项变量（MEST-C）存在与否的数值评分。建议的评分系统定义如下。

（1）系膜细胞增多（mesangial hypercellularity）：肾小球系膜细胞按每个系膜区计数，对每个肾小球赋予 0~3 的评分。0 分表示每个系膜区存在少于 4 个系膜细胞；1 分表示每个系膜区存在 4~5 个系膜细胞；2 分表示每个系膜区存在 6~7 个系膜细胞；3 分表示每个系膜区存在 8 个或更多系膜细胞。对所有肾小球的评分求平均值，再按结果确定细胞增生评分：若平均分小于 0.5 则为 M0，若平均分大于 0.5 则为 M1。

（2）毛细血管内细胞增多（endocapillary hypercellularity）：若肾小球毛细血管腔内存在细胞增多并且导致毛细血管腔变窄则定义为存在（E1）；若管腔内无细胞增生则定义为不存在（E0）。

（3）节段性肾小球硬化（segmental glomerulosclerosis）：若硬化累及肾小球丛的任何部分则定义为存在（S1）；若不存在节段性肾小球硬化则定义为缺失（S0）。

（4）肾小管萎缩/间质纤维化（tubular atrophy/interstitial fibrosis）：定量分析肾小管萎缩或间质纤维化累及的皮质区百分比。当累及皮质区百分比为 0%~25%、26%~50% 或 >50% 时分别赋予 T0、T1 或 T2 的评分。

（5）新月体（crescent）：至少 1 个肾小球、至少 25% 的肾小球或没有肾小球存在细胞性和（或）纤维细胞性新月体时，分别定义为 C1、C2 和 C0。

（6）肾小球少于 8 个的活检应被视为预后价值不确定。

（三）临床特征

IgA 肾病患者通常呈下列 3 种表现之一，其相对出现率部分取决于筛查方式（将导致更多无症状病例被发现）与被评估的特定人群。

（1）40%~50% 的患者有一次肉眼血尿或肉眼血尿复发，通常伴有上呼吸道感染。有时也称为"咽炎同步血尿"。这些发作可由细菌性扁桃体炎引起，也可由病毒性上呼吸道感染引起；可见于已切除扁桃体的患者。通常推测，首次发作代表了这种疾病的发病，不过尚未证实。急性发作时患者可能主诉腰痛，通常反映了肾被膜受到牵拉。也可能存在低热。这些特点可与泌尿道感染或泌尿系结石相似。大多数患者仅存在很少次肉眼血尿发作，且复发通常最多维持几年。40 岁或以上患者的肉眼血尿初次发作很少考虑 IgA 肾病，必须评估其他诊断。关于区分 IgA 肾病与链球菌感染后肾小球肾炎的临床线索的讨论参见其他专题。

（2）另外 30%~40% 的患者有镜下血尿和通常轻度的蛋白尿，在常规检查时或诊断性评估慢性肾脏病时被偶然发现。这些患者的疾病持续时间不确定，其中有 20%~25% 最终会发展为肉眼血尿。

（3）10% 以下患者表现为肾病综合征或急性快速进展性肾小球肾炎，以水肿、高血压和肾功能不全以及血尿为特征。罕见情况下，IgA 肾病可能出现恶性高血压。通常推测，其是因患者长期患病，但由于未出现肉眼血尿或未进行常规尿液分析而没有在较早期被发现。

罕见情况下，患者会发生伴或不伴少尿的急性肾损伤。这可能是由新月体 IgA 肾病引起，或是由严重的肾小球性血尿导致红细胞堵塞和（或）损害肾小管引起。后者通常是一种可逆现象，但肾功能恢复可能不完全。若存在新月体 IgA 肾病，则尿液中排泄的异形红细胞绝对数量会增加，通常占所有观察到的红细胞的至少 50%。在已进行过详细家族研究的地区中，家族性 IgA 肾病在所有 IgA 肾病中占比高达 10%～15%。在大部分已报道家族中，这种疾病表现为常染色体显性伴不完全外显率遗传。

九十九、继发性膜性肾病的病因

膜性肾病是指光学显微镜下的主要组织学改变：肾小球基膜（glomerular basement membrane，GBM）增厚，几乎没有细胞增殖或浸润。大约 75% 的成人膜性肾病病例为原发性（特发性）。已证实继发性膜性肾病可由多种药物或病况引起。

继发性膜性肾病的原因具体如下所述。

1. 系统性红斑狼疮

10%～20% 的狼疮性肾炎患者存在膜性肾病，称为 V 型狼疮性肾炎。

2. 药物

研究发现，多种主要用于治疗类风湿关节炎的药物与膜性肾病相关，包括非甾体抗炎药、青霉胺、胃肠外金盐、布西拉明、阿仑单抗、汞盐，可能还包括抗肿瘤坏死因子药物（依那西普、英夫利西单抗或阿达木单抗）。

3. 乙型肝炎病毒

乙型肝炎病毒感染所致膜性肾病主要发生于流行地区的儿童中，其中很多为没有活动性肝炎病史的无症状携带者。肾小球内沉积的似乎主要为 e 抗原和阳离子抗 e 抗体。乙型肝炎病毒感染及狼疮为仅有的可能与低补体血症相关的膜性肾病类型。乙型肝炎病毒感染所致膜性肾病儿童的蛋白尿经常会自发消退，成人则不然，很多成人甚至出现进展性疾病。

4. 丙型肝炎病毒

少数膜性肾病还可能与慢性丙型肝炎病毒（hepatitis C virus，HCV）感染相关。

5. 梅毒

现已证实先天性和继发性梅毒均可能与膜性肾病相关。免疫荧光显微镜检查在肾小球内发现过梅毒螺旋体抗原，且肾小球沉积物的洗脱液含有梅毒螺旋体（Treponema pallidum）抗原的特异性抗体。此外，有效治疗梅毒可缓解肾小球疾病。

6. 恶性肿瘤

多达 5%～20% 的膜性肾病成人患者有恶性肿瘤，尤其是 65 岁以上患者；其中实体瘤最为常见（主要为前列腺癌、肺癌、乳腺癌、膀胱癌或胃肠道癌），血液系统恶性肿瘤也有出现，如慢性淋巴细胞白血病。

7. IgG4 相关性疾病

越来越多的人开始认识到 IgG4 相关性疾病，这是一种全身性综合征，病因尚不明确，其特征为受累器官出现肿瘤样肿胀、富含 IgG4 阳性浆细胞的淋巴浆细胞性浸润，以及不同程度的纤维化，纤维化会呈现特征性"席纹状"外观。此外，60%～70% 的 IgG4 相关性疾病患者中可发现 IgG4 血清浓度升高。IgG4 相关性疾病的肾脏表现主要是肾小管间质性肾炎。

8. 存在轻链限制性沉积物的膜性肾病

据报道，有些膜性肾病患者存在轻链同种型限制性沉积物。

9. 造血干细胞移植和移植物抗宿主病

肾病综合征可见于少数异基因干细胞移植受者和极少数骨髓移植受者，通常与慢性移植物抗宿主病（graft versus host disease，GVHD）具有时间关联。

10. 其他

在病例报道或小型病例系列研究中，有少量报道称膜性肾病还与多种其他疾病相关，包括肝脾型血吸虫病、三日疟、结节病、干燥综合征和长期接触甲醛。

11. 肾移植后的膜性肾病

膜性肾病可在肾移植后复发，尤其是移植时为抗 PLA2R 抗体阳性的患者，但也可为新发疾病。

12. 伴其他肾小球疾病的膜性肾病

膜性肾病可能会与其他肾小球疾病同时出现，包括：①糖尿病肾病；②新月体性（快速进展性）肾小球肾炎；③局灶节段性肾小球硬化；④IgA 肾病。

一百、导尿术的适应证和禁忌证

1.适应证

（1）紧急处理急慢性尿潴留者。

（2）需要准确测定每小时尿量者。

（3）需要精确统计每日尿量者。

（4）进行时间可能较长的手术或该手术极有可能延时者。

（5）行泌尿生殖道或邻近部位手术者，例如，行泌尿外科手术、妇科手术及结直肠手术的手术期间和术后。

（6）治疗伴有血凝块的血尿需要进行膀胱冲洗者。

（7）长期卧床的患者，如脑卒中、骨盆骨折、昏迷的患者。

（8）治疗神经源性膀胱尿失禁的患者。

（9）尿失禁患者伴有骶区或会阴部的开放性伤口。

（10）需要膀胱内药物治疗的患者，如膀胱癌患者。

（11）少数为了提高患者舒适度和避免并发症。

（12）严重的尿失禁患者。

2.禁忌证

（1）存在尿道损伤是留置尿管的绝对禁忌证。

（2）相对禁忌证包括尿道狭窄、近期泌尿道手术（如尿道手术、前列腺手术和膀胱手术）、存在尿道感染等情况者。